Hans Peter Bilek

Vom Guten des Schlechten

Psychosomatik in der Onkologie

Hinweis für den Benutzer
Die Erkenntnisse der Medizin unterliegen einem laufenden Wandel durch Forschung und klinische Erfahrung. Herausgeber und Autoren dieses Werkes haben große Sorgfalt darauf verwendet, dass die in diesem Werk gemachten therapeutischen Angaben dem derzeitigen Wissensstand entsprechen. Das entbindet den Nutzer dieses Werkes aber nicht von der Verpflichtung, mithilfe weiterer Informationsquellen zu überprüfen, ob die dort gemachten Angaben von denen in diesem Buch abweichen.

Bibliografische Information
Diese Publikation ist in der Deutschen Nationalbibliothek verzeichnet. Detaillierte bibliografische Angaben sind unter https://dnb.de abrufbar.

1. Auflage 2024

Lektorat: Christl Kiener, München
Satz/Herstellung/Grafik: Kadja Gericke, Dürnau
Umschlaggestaltung: SpieszDesign, Neu-Ulm
Zur Farbgebung des Covers: Eidetik, Farbenlehre von Werner Arnedt. Die Grundfarben sind rot (entspricht Quadrat, Zeit), gelb (entspricht Dreieck, Wie), blau (entspricht Kreis, Ort).
Druck und Bindung: CPI Books GmbH, Leck

MIX
Papier | Fördert gute Waldnutzung
FSC® C083411
FSC www.fsc.org

ISBN 978-3-948442-52-1
www.kiener-verlag.de

Hans Peter Bilek

Vom Guten des Schlechten

Psychosomatik in der Onkologie

KIENER

Dieses Buch ist allen Patienten gewidmet, die mich durch ihr Schicksal lehrten, worum es wirklich geht!

Krebs führt oft zum Tode. Aber es scheint Fälle zu geben, in denen die Bedrohung durch Krebs den Beginn des Lebens bedeutet.

Kein Krankheitszustand, welcher Art auch immer, kann als ausschließlich körperlicher Natur betrachtet werden. Von diesem Standpunkt aus gesehen, sind chirurgische und chemotherapeutische Behandlungsmethoden, Bestrahlung und präventive Maßnahmen gegen Risikofaktoren aus der Umwelt – für sich genommen – nicht genug. Da kommt viel mehr ins Spiel.

Die Suche nach sich selbst, die Entdeckung des Lebens, das zu leben dem innersten Bedürfnis entspricht, kann eine der stärksten Waffen gegen die Krankheit sein.

Lawrence LeShan, Psychotherapie gegen den Krebs

Inhaltsverzeichnis

Vorwort

Wenn man sich mit dem Thema Krebs beschäftigt, kommt man sehr schnell an Grenzen – Ohnmacht und Hilflosigkeit. Ich erinnere noch meine Lehrjahre in der Orthopädie, in einem Zentrum für die Behandlung des Osteosarkoms. Während wir versuchten, unser dürftiges Wissen umzusetzen, starben rundherum die Patienten.

Die Situation war aber gleichzeitig ein starker Anreiz, dem Krebs etwas entgegen zu setzen. Nun ist es gelungen – nach 40 Jahren intensiver Arbeit. Die Quelle, aus der wir geschöpft haben, war die Psychosomatik, der Bereich der Medizin und der Psychologie, der das vielschichtige und komplexe Zusammenspiel zwischen Körper, Psyche und sozialem Umfeld bei der Entstehung von Krankheiten und deren Behandlung bei Patienten berücksichtigt.

Wir leben in einem Zeitalter, das u.a. durch zwei Phänomene gekennzeichnet ist: die Zunahme an malignen Erkrankungen (die Prognosen sprechen von einer weiteren Steigerung) und die Erkenntnisse, die in der Psychosomatik gewonnen wurden.

Die Psychosomatik spielt in vielen medizinischen Disziplinen eine immer größere Rolle – wird oft aber auch als „Ultima ratio" herangezogen oder „abgetan", wenn die somatische Medizin mit ihren Mitteln nicht weiterkommt. Doch auch die Patienten erkennen den Nutzen, der für sie daraus erwächst, weil sie sich als ganzheitlich verstanden fühlen.

Die therapeutischen Bemühungen in der Onkologie jedoch, die komplexe Herausforderungen sind, können auf ein Prinzip heruntergebrochen werden: Kampf dem Krebs mit Chirurgie, Chemotherapie und Radiotherapie. Wegen der komplexen Herausforderungen hat die Psychosomatik hier noch nicht ihren Platz gefunden.

Dieses Buch will zeigen, was Psychoonkologie, die Psychosomatik der Krebserkrankung, bedeutet und leisten kann, und welche Schritte notwendig sind, um zu einer Heilung zu kommen oder gar nicht krank zu werden.

> *„Die beste Krebstherapie ist eine Kombination der modernsten medizinischen Methoden in einer menschlichen und unterstützenden Weise, angeboten mit der bestmöglichen psychologischen Betreuung."*
>
> (O. Carl Simonton)

Einführung in die zwölf Elemente der Psychoonkologie

Die in diesem Buch dargestellten zwölf „Elemente“ der Psychoonkologie bilden einzeln oder in Kombination die Basis eines psychologischen Heilverfahrens für Patienten mit Krebs.

Kerngedanke dabei ist ein Paradoxon – angeregt von der Vorstellung von Paul Watzlawick –, dass die Krebserkrankung für den Patienten auch etwas Gutes, wenn nicht sogar etwas Notwendiges mit sich bringt: die Patientenkompetenz in der modernen Medizin.

So beginnen die Elemente mit dem Komplementaritätskonzept von Claus Bahne Bahnson, dessen zentrale Aussage ist, dass es um das narzisstische Gleichgewicht geht, und dass wir sterben, wenn wir es verlieren (wer auf der Brücke steht, um sich hinunterzustürzen, hat sein narzisstisches Gleichgewicht verloren), und die Elemente enden mit der Aussage von Aaron Antonovsky, dass Gesundheit erlernbar ist.

Wir erfahren von Lawrence LeShan, dass es ihm in den 1950er-Jahren gelang, einen Patienten mit Morbus Hodgkin zu heilen, indem er ihm anschaulich zeigte, dass es eine Lebensmelodie gibt, die lebenserhaltend wirkt.

Auch das Phänomen der Zerstörung sei aufgeführt. Zerstörung ist etwas, vor dem wir uns fürchten und das wir versuchen zu vermeiden. Thure von Uexküll sagt hingegen dazu, dass das Küken eigentlich doch nur zur Welt kommen kann, wenn es die Eihülle „zerstört"!

Abschließend sei noch ein Element genannt, das auch präventiven Charakter hat: die libidinöse Bilanz. Es macht auf die Notwendigkeit der Ausgeglichenheit von Input und Output aufmerksam: Wenn wir eine Leistung erbringen, wollen wir etwas dafür bekommen, allerdings grassiert in unserer Leistungsgesellschaft hauptsächlich die Vorstellung eines materiellen Gewinns. Dabei wird jedoch übersehen, dass es Lust und Freude sind, die wir brauchen.

Und ähneln sich nicht physiologische und pathologische Prozesse? An dieser Stelle lasse ich einen virtuellen Dialog zwischen Sigmund Freud und Alexander Mitscherlich führen:

Alexander Mitscherlich: Bei genauer Betrachtung besteht zwischen einem physiologischen und pathologischen Prozess kein grundsätzlicher Unterschied. In beiden Fällen werden dieselben Mechanismen „verwendet".

Sigmund Freud: Das würde aber bedeuten, dass physiologische und pathologische Prozesse im Prinzip ident sind.

Alexander Mitscherlich: Ja, die pathologischen Prozesse sind jedoch folgendermaßen charakterisiert: zur falschen Zeit, am falschen Ort, in der falschen Konzentration.

Sigmund Freud: Hm! Aber wie ist das dann beim Krebs? Es gibt doch keinen physiologischen Prozess, der es dem

Krebs erlaubt, in präformiertes Gewebe einzudringen!

ALEXANDER MITSCHERLICH: Doch, denken sie an die Dezidua, die mütterliche Uterusschleimhaut, die das befruchtete Ei aufnimmt, das sich damit der mütterlichen Blutgefäße bedient.

Die zwölf Elemente

1

Das Komplementaritätskonzept

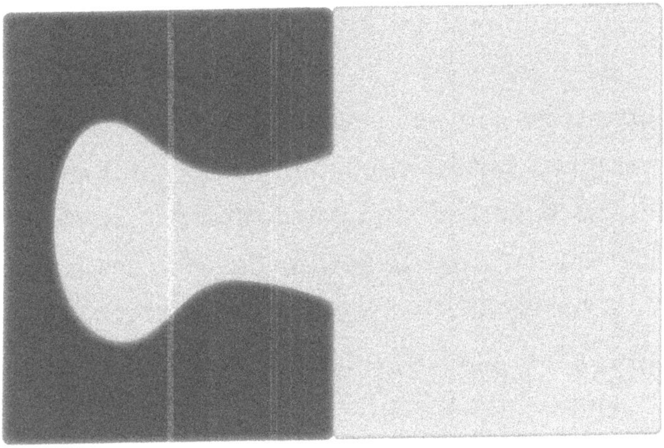

Komplementarität in der Psychologie und Psychoanalyse steht für die Abspaltung von Bewusstseinsbereichen, die dann nebeneinander bestehen und deren Inhalte wechselseitig unzugänglich werden (William James, Sigmund Freud).

Das Komplementaritätskonzept von Claus Bahne Bahnson ist eine der bedeutsamsten Erkenntnisse in der Psychologie. Das Konzept besagt u.a., dass Verleugnung und Verdrängung nichts Negatives sind, sondern ein (essentielles) Regulativ darstellen, um das „narzisstische Gleichgewicht" (Bahnson) aufrecht zu erhalten, das sich in der Graphik im Zentrum des Koordinatensystems befindet.

Wenig bekannt ist in dieser Deutlichkeit, dass der Verlust des narzisstischen Gleichgewichts mit dem Leben nicht vereinbar ist. Es braucht daher Mechanismen, die dem Betroffenen helfen, eine schwere Krise zu bewältigen und sich zu schützen.

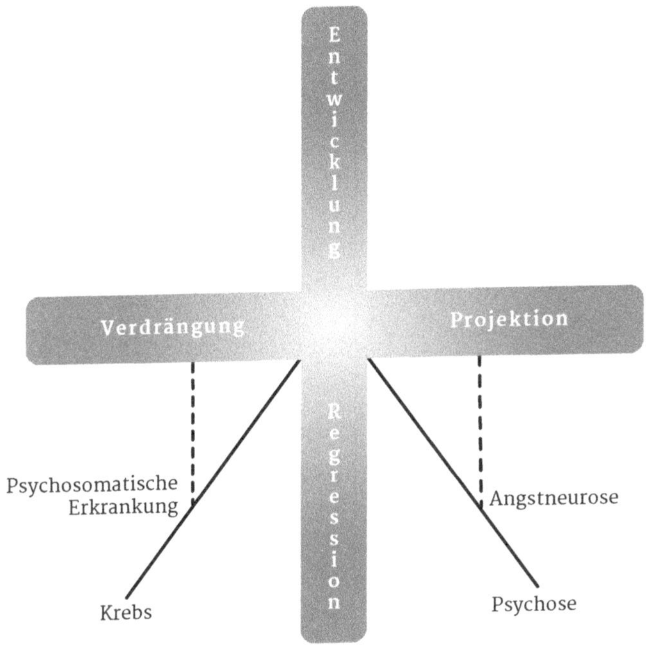

Komplementaritätskonzept nach BAHNSON, modifiziert und erweitert.

In seinem Komplementaritätskonzept beschreibt BAHNSON die drei Prinzipien:

- Die Verdrängung
- Die Projektion
- Die Regression.

Das Ausmaß einer Kränkung wird durch die individuelle Tiefe der Regression beschrieben. Bahnson zieht den Schluss, dass am Ende der Skala einerseits der Krebs, auf der anderen Seite die Psychose steht. Dieser Schlussfolgerung wurde nicht nachgegangen, was der Grund dafür war, warum dieses Konzept vernachlässigt wurde.

Das vierte, vom Autor ergänzte Prinzip ist

- die Entwicklung, das Wachstum (s.a. Wandlung).

Entwicklung impliziert, dass ich z.B. lerne, Kränkungen anzunehmen (Akzeptanz – „es ist, wie es ist“) und in mein Selbstbild zu integrieren. Selbstverständlich ist dies ein zentrales Thema menschlicher Existenz; umso überraschender ist es, dass es in der einschlägigen Literatur nicht behandelt wird.

Konstruiertes Beispiel Jemand geht zu seinem Chef zu einem Mitarbeitergespräch. Dieser ist mit seinen Leistungen sehr unzufrieden und beschimpft ihn: Er sei der größte Trottel auf Gottes weitem Erdboden.

Der Mitarbeiter ist aufs äußerste gekränkt (er denkt daran, den Job hinzuschmeißen, sich umzubringen ...). Im Sinne des Komplementaritätskonzepts hat er nun drei, respektive vier Möglichkeiten:

- Er verdrängt: „Was hat der Chef gesagt? Ich kann mich gar nicht mehr erinnern."
- Er verleugnet: „Der Chef ist – wie alle Chefs – selber ein Trottel und versteht nichts von der Sache."
- Wenige Tage nach dem Gespräch wird der Betroffene krank, Grippe – oder zeitgemäß: Corona. Er nimmt sich das Gesagte zu Herzen, erkennt, dass der Chef es eigentlich gut gemeint hat und beschließt seine Leistung zu steigern. Er wächst an seiner Aufgabe.

Fallbeispiel Bei einem 45-jährigen Mann wird ein Prostatakarzinom diagnostiziert. Man rät dringend zu einer Operation. Er verweigert dies und geht in psychotherapeutische Behandlung, die mehrere Jahre währt. Anhand der PSA-Werte ist ersichtlich, dass sich das Karzinom nicht weiterentwickelt hat (auch behält er seine sexuelle Potenz).

Der biographischen Anamnese ist zu entnehmen, dass er sich seit seiner Jugend „unter seinem Wert verkauft" hat. Die Therapie bringt ihn dazu, ein Buch zu schreiben, und er wird zu einem beliebten Autor.

Etwa zehn Jahre nach der Erstdiagnose teilt ihm der behandelnde Onkologe mit, dass man inzwischen weiß, dass man bei dieser Karzinomart auf eine Operation verzichten kann.

Therapeutische Konsequenz

Die Psychotherapie hat die Aufgabe, im ersten Schritt festzustellen, wo sich – in Bezug auf das Koordinatensystem – das Individuum befindet, um dann einen Reifungsprozess zu initiieren, der eine Integration ermöglicht (z.B. „Ja, es ist so, ich mache auch Fehler und in gewisser Weise hat mich mein Chef zu Recht kritisiert.").

Die therapeutische Konsequenz, die sich daraus ergibt, ist enorm! Durch die Verbreitung psychoanalytischen Gedankengutes hat es sich „herumgesprochen", dass es Verleugnung (= Projektion) und Verdrängung gibt (was aber allgemein leider auch als Makel interpretiert wird). Doch da kann der Therapeut „einhaken" und den Betroffenen entlasten.

2

Die Lebensmelodie

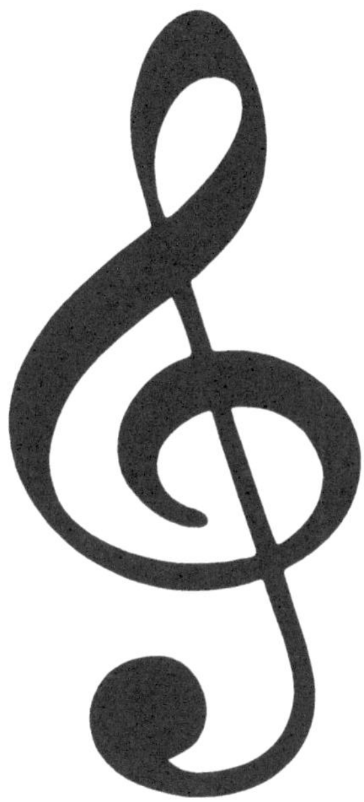

„So einzigartig, wie sich die Noten zu einer Melodie fügen, so einzigartig formt jede Begebenheit im Leben den Menschen. Die Krebserkrankung ist im Zusammenhang mit dem Leben und der Persönlichkeit der Patienten zu sehen." (LINEMAYR)

Ich hatte das Glück LAWRENCE LESHAN persönlich zu begegnen in einem scheußlichen Hörsaal der Berliner Uni, den er mit seinen Worten verzauberte. Er war Psychologe und Psychoanalytiker in einem New Yorker Krankenhaus und beschäftigte sich lange Zeit mit dem Thema Psychoonkologie.

Da begegnete ihm Pedro, ein junger Mann aus den New Yorker Slums. Er war an Morbus Hodgkin erkrankt, was zur damaligen Zeit – Anfang der 1950er-Jahre – zum Tod führte. Zu diesem Zeitpunkt war Pedro „König ohne Reich", er war davor Bandenführer, hatte aber all seine Mitglieder eingebüßt.

LESHAN ging davon aus, dass wir alle nach einer Lebensmelodie leben. Bei Pedro diagnostizierte er aufgrund der Grundzüge seines

Lebensstils und seines Lebensinhaltes die Lebensmelodie: Kampf und Kontemplation. Es ging nun darum, ein Setting für Pedro zu finden, in dem er diese Melodie leben konnte. LeShan verschaffte ihm eine Stelle bei der Feuerwehr. Bei meiner persönlichen Begegnung mit LeShan in den 1980er-Jahren in Berlin erfuhr ich, dass Pedro noch lebte.

Fallbeispiel Eine etwa 55 Jahre alte Frau leidet an einem Ovarialkarzinom (per se ein Krebs mit einer sehr schlechten Prognose). In einer familientherapeutischen Sitzung wird klar, dass sie als Jüdin ihr Heil darin sieht, nach Israel auszuwandern. Dies war ihr – wie sich zeigt – aus verschiedenen Gründen nicht möglich. Es wird im Rahmen der Sitzung ausgearbeitet, was Israel für sie bedeutet oder – noch besser –, was für sie das Wesen des israelitischen Staates ist. Es wird sehr schnell klar, dass es darum geht, sich trotz der feindseligen Bedrohung von allen Seiten aufgrund der politischen Situation zu behaupten. Sie verlässt die Sitzung mit Zuversicht gestärkt.

Therapeutische Konsequenz

Die daraus abzuleitende therapeutische Konsequenz ist schwierig. Selten ist die falsche Lebensmelodie so offensichtlich wie in dem Fallbeispiel „Pedro“. Es bedarf oft genug eines langen und intensiven Suchens, um das falsche Lebenskonzept aufzudecken. In der Realität ist es wohl so, dass der Therapeut das Konzept im Kopf haben muss, um es bei passender Gelegenheit anzusprechen.

3

Das Autonomiekonzept

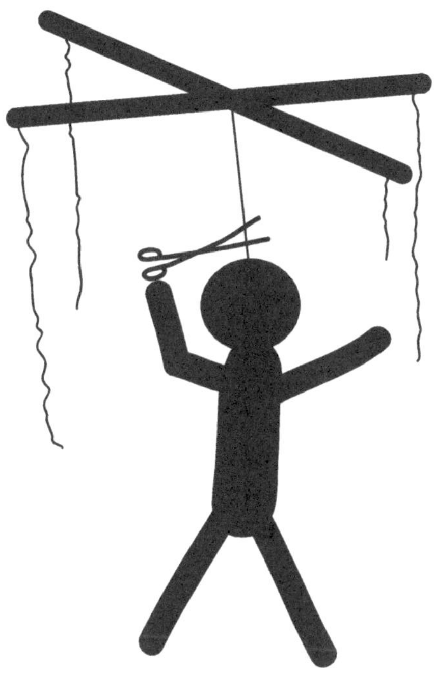

„Das Kind, das also heute das Licht der Welt erblickt, trägt den Namen: Das Autonomiekonzept. Es ist – ausgehend von der ‚Zeugung' durch Le Shan – das Produkt von Hans Peter Bileks und seiner jahrelangen Arbeit mit Krebspatienten. Um es gleich vorwegzunehmen: Bei unserem Autonomiekonzept handelt es sich nicht um etwas völlig Neues, es stellt vielmehr eine Synthese und Verdichtung der bisherigen Ansätze in der Psychoonkologie dar, wir glauben, dass wir die unterschiedlichen psychosomatischen Zugänge zur Krebserkrankung sozusagen auf den Punkt gebracht haben." (LINEMAYR)

Das Streben nach Autonomie ist ein zutiefst menschliches Anliegen. Ein zentrales Ergebnis psychosomatischer Forschung ist die Erkenntnis, dass eine Steigerung der Autonomie der Schlüssel für den Heilungsprozess ist. Das heißt, jeglicher therapeutische Zugang muss ein Mehr an Autonomie zum Ziel haben. Tatsächlich wird dies in den vorhandenen Therapiemethoden nur implizit, aber nie explizit ausgesprochen, respektive nie ein spezielles, therapeutisches Prozedere angeboten.

Die explizite Vermittlung von Autonomie ist daher wesentlicher Bestandteil der synoptischen Psychotherapie, der Begegnung zwischen Psychoanalytikern verschiedener Schulen und Fachgesellschaften.

Wie bedeutsam dieses Thema ist, kann man auch daran erkennen, wer sich damit auseinandergesetzt hat: Philosophen, bedeutsame Autoren und Psychotherapeuten:

- *„Subjekt und Echtheit ist der Anfang. Das Subjekt bildet den logischen Ausdruck der Persönlichkeit. Die Autonomie des Subjektes bedeutet das In-sich-selbst-Stehend, die Anfangshaftigkeit und Urgültigkeit des Subjektes.“* (Immanuel Kant)
- *„Autonomie ist ein ganzheitlicher Zustand, in dem sich die Fähigkeit verwirklicht, im Einklang mit den eigenen Bedürfnissen und Gefühlen zu leben.“* (Arnold Gruen)
- *„Der moderne Mensch wird unabhängiger, er verlässt sich mehr auf sich selbst und wird kritischer; er wird andererseits auch isolierter, einsamer und stärker von Angst erfüllt. Die Angst vor*

dieser Isolation, vor dieser Einsamkeit lässt uns auch vor der Autonomie zurückschrecken. Wir können Autonomie nicht gesondert von Abhängigkeiten betrachten.“ (Erich Fromm)

- *„Autonomie ist eine Utopie: Letztlich lernen wir von den Märchen, dass wir dann auf den Wegen zu mehr Autonomie sind, wenn wir der Berufung mehr gehorchen als Vater und Mutter.“* (Verena Kast)
- *„Die Wurzeln des Bösen, des Negativen, des Psychopathologischen sind mannigfaltig. Der Autor des Buches ‚Verrat am Selbst‘ (A. Gruen), ein bewährter Psychotherapeut, untersucht sie von einem bestimmten, höchst bedeutsamen Gesichtspunkt aus: von der Blockierung der Autonomie im Sozialisierungsprozess.“* (Gaetano Benedetti)
- *„Autonomie heißt nicht, ich tue was ich will, sondern ich weiß, was ich soll.“* (Wolf Büntig)

Aus diesen Zitaten kann man deutlich den Auftrag an die Psychotherapie herauslesen!

Wie sich schon aus der Einführung ergibt, ist das Thema von entscheidender Bedeutung für den Verlauf einer Psychotherapie. Man könnte es auch umkehren: Der (oft nur unbewusst erfasste) Mangel an Autonomie führt den Patienten zum Psychotherapeuten. Der Begriff „Autonomie“ ist im täglichen Sprachgebrauch gut verankert, wird jedoch oft falsch oder unscharf verwendet. Korrekt übersetzt heißt Autonomie: „Der, der sich aus sich selbst heraus das Gesetz gibt!“

Dass der Bär bärenhaft ist, ist Ausdruck seiner Autonomie. Der Bär hat keine andere Wahl, als bärenhaft zu sein. Beim Menschen ist das anders: Für ihn gibt es eine Vielfalt von Möglichkeiten. Eine feindliche Umgebung in der Kindheit kann zum Beispiel leicht zur Entwicklung eines „falschen Selbst“ führen. Autonomie impliziert daher eine innere Gesetzmäßigkeit. Autonom zu sein bedeutet, auch selbstsicher sein.

Wir kommen damit zu einem weiteren Begriff, dem des „Selbst“. Dieser Begriff wird in der Psychologie unterschiedlich definiert. Wir orientieren uns hier an der Selbst-Psychologie

Heinz Kohuts (aber auch von Donald Winnicott, Melanie Klein und letztlich Alice Miller). Insbesondere wird die Sichtweise verfolgt, es gäbe ein echtes und falsches Selbst. Der Existenz eines falschen Selbst ist ein Anpassungsprozess vorausgegangen, der die Selbst-Verleugnung zur Grundlage hatte. Der Weg aus dieser „Verirrung" bedeutet Zunahme an Autonomie.

Wie gestalten sich nun die konkreten Auswirkungen eines solchen Mangels an Autonomie?

Autonom zu sein bedeutet z.B. die Fähigkeit zu haben, einen Konflikt konstruktiv (ohne „Selbst-Beschädigung") zu lösen. Mangel an Autonomie bedeutet Verschleppung eines Konfliktes (Chronifizierung) oder defizitäre Lösung, also Ausgangspunkt für Erkrankung.

Für die Psychotherapie bedeutet das in erster Linie, dass der Therapeut für sich selbst das Problem gelöst haben muss, d.h. er muss sich seine Autonomie erarbeitet haben. Es ist dies ein spezieller Anspruch an die Ausbildung. Sie muss diesen Aspekt mitberücksichtigen, respektive besonderen Wert darauflegen.

Fallbeispiel Eine 25-jährige Patientin ist an einem Morbus Hodgkin erkrankt. Es erfolgt die Radikaloperation einer „Thymuszyste“. Nach der Operation wird sie bestrahlt; unter der Bestrahlung „explodiert“ der Tumor. Sie bricht die schulmedizinische Therapie ab und macht eine Psychotherapie.
Anamnestisch ist sie ein „weggelegtes Kind“; ihre Mutter hat sie bald nach der Geburt zu ihrer Tante gebracht. Mit etwa 8 Jahren kehrt sie zurück. Der Vater ist Anwalt, chronischer Alkoholiker und war einmal wegen Vergehens gegen das Wiederbetätigungsgesetz inhaftiert. Seiner Tochter gegenüber war er immer wieder sexuell übergriffg. Sie verachtet ihn. Sie macht Matura, studiert zwei Jahre Jus, bricht das Studium ab und wird Stewardess. In dieser Rolle – sie ist eine äußerst attraktive Frau – ist sie ständig männlichen Übergriffen ausgesetzt.
Als sie krank wird, kündigt sie als Stewardess, trennt sich von ihrem Freund, kauft sich ein Pferd. Sie beginnt dann ein Studium als Gymnasiallehrerin und übt diesen Beruf auch aus. Sie wird gesund, und katamnestisch ist zu sagen, dass dies nach weit über zehn Jahren noch immer der Fall ist.

Diese Krankengeschichte ist nicht nur wegen der Spontanheilung bedeutsam, sondern sie zeigt, unter welchen Umständen ein Mensch ein falsches Selbst – weggelegtes Kind, Konflikt mit dem Vater, Konflikt mit der sexuellen Identität – entwickelt und wie dann die Krankheit hilft, die Autonomie wiederzugewinnen. Sie ist auch bedeutsam, weil sie die Umstände, die für den Zugewinn an Autonomie notwendig sind, aufzeigt. Der Mangel an Autonomie ist Ausdruck einer Vermeidungshaltung. Die Therapie ist dazu angetan, an Ich-Stärke zu gewinnen, um die Autonomie zurückzugewinnen.

Der Rückgewinn an Autonomie – Rückgewinn deshalb, weil wir davon ausgehen dürfen, dass wir autonom, aber nicht autark auf die Welt gekommen sind – ist mit der Überwindung von Angst verbunden, genauer gesagt mit der Überwindung der Todesangst (im konkreten Fall war es die Überwindung der potenziell tödlichen Krankheit). Die Aufgabe der Autonomie fällt in eine Zeit der (absoluten!) Abhängigkeit von der Mutter; verweigert sie sich, bedeutet das für den Säugling den Tod.

Therapeutische Konsequenz

Wie schon im vorangegangenen Element dargestellt ist der Mangel an Autonomie ein zentrales Thema in der Onkologie. Naturgemäß ist es aus therapeutischer Sicht sehr schwierig hier eine Verbesserung zu erzielen, umso mehr als die Gründe dafür hauptsächlich im Unbewussten liegen. Die Ursache dafür liegt in einer Vermeidungshaltung. Es ist der Anpassungsprozess, die Angst davor, nicht mehr dazuzugehören.

Darin besteht auch die Chance für einen therapeutischen Ansatz, den Betroffenen auf seine Vermeidungshaltung immer wieder aufmerksam zu machen.

Somit ist der Vorgang, einem Patienten zu mehr Autonomie zu verhelfen, eine der vornehmsten, aber auch eine der schwierigsten Aufgaben in der Psychotherapie. Allerdings ist er auch der eigentliche Kern des psychotherapeutischen Grundgedankens!

4

Das Impasse-Phänomen – existenzielles Wachstum – die Endlichkeit

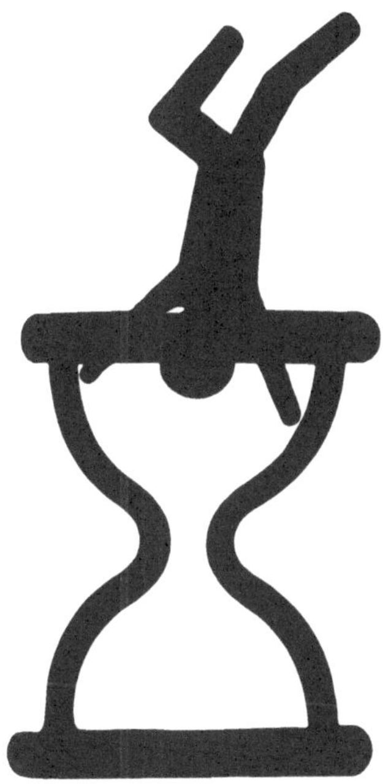

Wir kommen hier zu einem Begriff aus der Gestalttherapie, dem Impasse (Engpass), dessen Durchschreiten PERLS mit dem Satz *„to suffer one's death and to be reborn ...“* belegt hat (siehe dort). *„It's not easy“*, sagt PERLS weiter und „verniedlicht“ damit etwas die damit verbundenen Schwierigkeiten!

Der Impasse-Begriff ist ein zentrales Element der Gestalttherapie (von FRITZ PERLS von PAUL GOODMAN übernommen). Impasse (Engpass, Engstelle) hat in der Gestalttherapie die Bedeutung: durch die Todesangst hindurchgehen. Es gibt obligate Impasses (die Geburt, der Tod, die Pubertät) und fakultative (Eheschließung, Arbeitsbeginn, Unfälle etc.).

Existenzielles Wachstum, Reifung (s.a. BAHNSONS Komplementaritätskonzept) ist an die Bewältigung der Todesangst gekoppelt (das Verlangen nach einer Psychotherapie ist immer angetrieben von diesem Bedürfnis). Impasse-Vermeidung bedeutet Stagnation und ist nicht selten Auslöser für Krankheiten.

Schlussendlich erinnert das Impasse-Phänomen immer daran, dass wir endlich sind.

Fallbeispiel Eine etwa 40-jährige attraktive Frau, Zustand nach Mamma-Karzinom, ist „austherapiert" und gilt als geheilt. Vom Äußeren erinnert sie an die italienische Filmschauspielerin Anna Magnani.
Sie wird in eine Gruppentherapie aufgenommen und verliebt sich dort in eines der Gruppenmitglieder. Die Beziehung geht schief, denn nach einer kurzen Phase der Begeisterung lässt er sie „stehen". Sie erlebt dies als massive Kränkung und Wiederholung ihrer einschlägigen Erfahrungen, dass sie sich immer in Männer verliebt hat und dann immer wieder fallen gelassen wurde. Nach wenigen Monaten „explodiert" ihr Tumor und sie stirbt an der Grunderkrankung.

Diese Fallgeschichte beschreibt die Unbarmherzigkeit der Krebserkrankung. Die Patientin, seit fünf Jahren „geheilt", wird von ihrem Krebs „eingeholt" (es gibt diesbezüglich Fallgeschichten, die sich über zwanzig Jahre hinziehen). Es zeigt, dass der Krebs eine systemische Erkrankung ist und dass es eine vierte Dimension gibt (siehe vierte Nahrungsqualität), die offensichtlich im vorliegenden Fall nicht berücksichtigt wurde – oder anders ausgedrückt: Es kam zu keiner Wandlung (siehe dort).

Auf der Beziehungsebene ist die Patientin im Fallbeispiel eine äußerst vulnerable Person und durch ihre äußere Attraktivität sehr gefährdet.

Therapeutische Konsequenz

Der Anlass, in Psychotherapie zu gehen, ist praktisch immer der gleiche: Jemand spürt den „herankommenden" Impasse und bekommt Angst. Die therapeutische Aufgabe ist somit Ent-Ängstigung und Begleitung.

5

Die Bindungstheorie

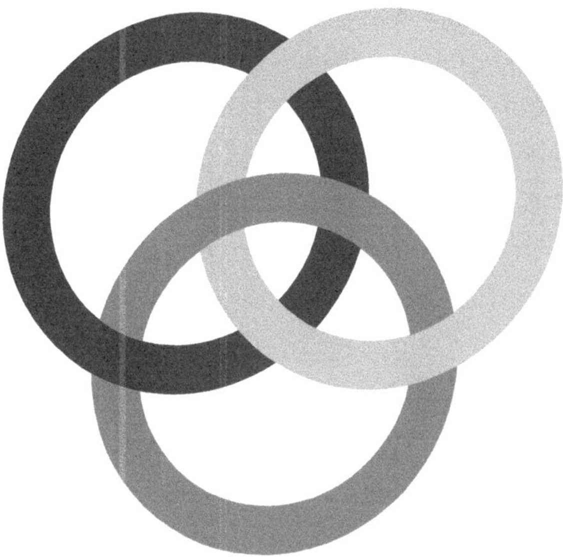

Dem Aspekt der Bindung, der Verbundenheit mit Menschen, wird oft zu wenig Bedeutung zugemessen. Von Pflegekräften auf Säuglingsintensivstationen wissen wir jedoch, welche tiefgreifende Wirkung eine frühe Bindung zwischen den Eltern und den Neugeborenen hat (Bonding), und sie können aus diesen Beobachtungen mitunter prognostizieren, ob ein Kind überleben wird oder nicht.

Dem Pionier der Bindungsforschung, John Bowlby, Kinderarzt und Psychoanalytiker (1907–1990), verdanken wir die wissenschaftliche Aufarbeitung dieses Themas des menschlichen Seins, die Einblicke in die Qualität der frühkindlichen Bindung und ihr schicksalhaftes Gewicht für die weitere psychische Entwicklung. Bowlby hat seine Theorien in die Psychologie von Erwachsenen übertragen. In der Medizin entwickelt sich zwischen dem Patienten und dem Arzt eine besondere Beziehung: Der Patient teilt dem Arzt bzw. dem Psychotherapeuten Sorgen und Ängste mit, die er sonst niemandem anvertrauen würde, manchmal nicht einmal dem Partner.

Es kann uns daher nicht überraschen, dass der Bindungsaspekt gerade auch in der Krebstherapie von entscheidender Bedeutung ist und oft genug über das Wohl und Wehe des Betroffenen entscheidet.

Fallbeispiel Eine etwa 30-jährige Frau, verheiratet, eine Tochter, erkrankt nach einer langen Phase von Kopfschmerzen und Migräne an einem Hirntumor. Sie wird operiert und erhält eine Chemotherapie. Es handelt sich um ein Astrozytom Grad drei, oder ein Glioblastom. Trotz Therapie beträgt ihre medizinische Prognose etwa zwei Jahre. Nach zwei Jahren gibt es jedoch keine Krankheitszeichen mehr!
Aufgrund dieses außergewöhnlichen Verlaufes wird sie in einer Expertenrunde vorgestellt. Dort stellt sich ein weiteres Detail ihrer Geschichte heraus, dass sie nämlich zu ihrem Hausarzt eine besonders enge Bindung hatte.
Nachdem alle anwesenden Ärzte ratlos sind, macht ein Münchner Internist und Psychoonkologe eine bemerkenswerte Äußerung. Er meint, dass die Beziehung zu dem Hausarzt heilsam war und zitiert den Psychoanalytiker WINNICOTT. Dieser hat den Begriff „Übergangsobjekt" kreiert. Aufgrund dieses Verlaufes müssen wir davon ausgehen, dass ein Übergangsobjekt,

eine Mittlerperson lebensbestimmend, ja lebensrettend sein kann.*

Fallbeispiel Eine andere Patientin, Mitte 50, Beamtin in einem Ministerium, kommt zu ihrer Hausärztin. Sie hatte ein Mamma-Karzinom, ist in Betreuung in einer onkologischen Ambulanz. Nun hat sie zwei Lebermetastasen entwickelt. Ihre Prognose ist äußerst schlecht. Es entwickelt sich ein Vertrauensverhältnis zwischen den beiden Frauen. Es stellt sich heraus, dass die Patientin eine Expertin auf dem Gebiet der Ayurvedischen Medizin ist. Der Schulmedizin gegenüber hat sie ein großes Misstrauen, was – betrachtet man den Verlauf der Erkrankung (das Vorliegen von Lebermetastasen) – nachvollziehbar ist. Ihre Ärztin schlägt ihr vor, dass sie die schulmedizinisch onkologischen Maßnahmen nach den Gesichtspunkten der ayurvedischen Medizin gestalten sollte, was sie auch macht. Zwei Jahre später sind die Metastasen nicht mehr nachweisbar. Insgesamt ist sie in einem sehr guten Gesundheitszustand.
In diesem Fall hat die Therapeutin der Patientin eigenmächtiges Handeln zugebilligt (die Ayurvedische Medizin statt Standardmedizin anzuwenden).

Anhand des vorherigen Fallbeispiels sieht man die Bedeutung einer emphatischen Kommuni-

* Fallbeispiel veröffentlicht von der Österreichischen Gesellschaft für Psychoonkologie, Wiener Buchhandlung Krammer, 2000.

kation zwischen Ärztin und Patientin. Es folgt ein Beispiel, das diesen Umstand eindrücklich beleuchtet.*

Bonnie Gintis writes to her radiation oncologist We met on January 3rd, 2011, 13 years ago, after a de novo diagnosis of Metastatic Breast Cancer with bone-only metastases to my sternum, clavicle, and several ribs. I saw you for a consultation about the possibility of palliative radiation for bone pain. You said something that significantly influenced my life on that day in 2011. You very clearly outlined the pros and cons of radiation treatment, you voiced your concern and said something like, 'I'm concerned that if we treat your sternum and ribs with radiation to alleviate your pain now, that you might end up anemic 10 or 12 years from now'.
Wow, you had a vision of me being alive long enough to be anemic as a side-effect from radiation therapy. That was all I needed to hear. You considered the possibility that I might be alive a decade or longer after our meeting. Most people were relating to me as a ghost, or as a person with one foot in the grave you envisioned me as a living person with a potential future, and you wanted that vision of me to have enough blood cells! Your vision of me was transformative.

(deutsche Übersetzung auf S. 116)

---

* Beispiel veröffentlicht auf Bonnie Gintis Blog "Decades of Unexpected Life", 2024.

Die Tatsache, dass die Radioonkologin ihrer Patientin die Möglichkeit eröffnete, noch mindestens 10 bis 12 Jahre zu leben, gab ihr große Ermutigung und Hoffnung und gab ihrem Leben einen Sinn, der es ihr ermöglichte, auf eine Weise zu überleben und zu gedeihen, wozu sie zuvor vielleicht nicht fähig war.

Indem wir uns also Gründe geben, weiterleben und gedeihen zu wollen, kümmern wir uns auf sehr praktische und effektive Weise um uns selbst.
(s.a. Vierte Nahrungsqualität ab S. 55)

Therapeutische Konsequenz

Wenn klar wird, dass eine wesentliche Problematik auf der Bindungsebene besteht (z.B. ein langjähriger Familienstreit), dann geht es darum, dem Betroffenen die Bedeutung klar zu machen. Oft genug lässt sich ein solcher Konflikt unter dem Gesichtspunkt der Lebensbedrohung bereinigen.

6

Salutogenese

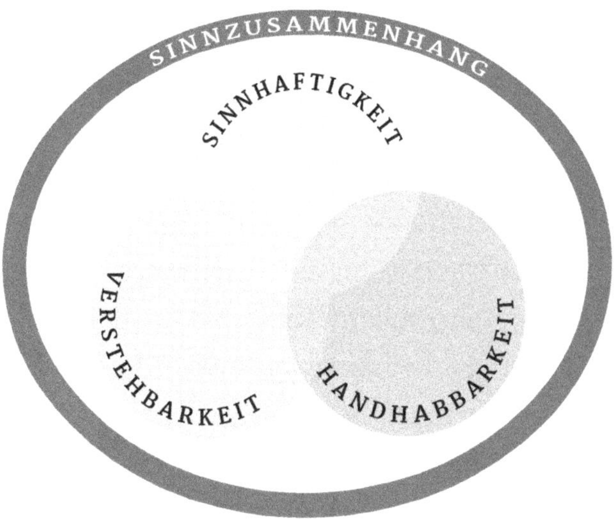

Aaron Antonovsky (gestorben 1994) interviewte im Rahmen einer Auftragsarbeit Juden, die das Konzentrationslager überlebt hatten. Dabei fiel ihm auf, dass ihre Berichte eine gewisse Redundanz aufwiesen, dass sie eine Überlebensformel für sich gefunden hatten. Er ging der Sache nach und verdichtete aus den Berichten ein Konzept. Was hat die Betroffenen dazu befähigt, dass sie eine derart bedrohliche und grauenvolle Situation bewältigen konnten?

Er arbeitete drei Elemente und ein viertes, alles übergreifendes Element heraus:

- Erfassbarkeit (comprehensibility): d.h. Dinge sind voraussagbar, strukturiert, ableitbar.
- Bewältigbarkeit (manageability): die Gewissheit, dass Ressourcen zur Verfügung stehen, um zu beeinflussen und zu steuern, dadurch Verhinderung einer Viktimisierung (Opferstatus).
- Sinnhaftigkeit (meaningfulness): die emotionale Beteiligung an unserer Welt verstehen. *„The importance of being involved as a participant in the process of shaping one's destiny as well as one's daily experience"*.

- Sinnzusammenhang, Überschau (sense of coherence), die Überschau.

Dieses Konzept hat eine überragende Bedeutung: Es bietet Orientierung in allen (therapeutischen) Prozessen, die existenzieller Natur sind – sei es bei suizidalen Patienten, bei Patienten mit einer Krebserkrankung oder bei Patienten mit Diagnosen aus dem psychotischen Formenkreis. Allen ist gemeinsam, dass sie ums Überleben kämpfen und dass eine Heranführung an ANTONOVSKYS Elemente der Salutogenese eine Chance darstellen kann.

Fallbeispiel Eine etwa 40-jährige Frau kommt in die Klinik, um wegen eines Uterus myomatosus operiert zu werden. Dort erklärt man ihr jedoch, dass die Operation verschoben werden muss, weil sie ein Mamma-Karzinom hat, das einer dringenderen Intervention bedarf. Es wird eine vollständige rechtsseitige Ablation vorgenommen. Danach erklärt man ihr, dass sie eine High-risk-Patientin sei und das ganze therapeutische Programm (Radiatio und Chemotherapie) benötigen würde. Sie lehnt diesen Weg ab und begibt sich in Psychotherapie.

Anamnestisch ist zu erfahren, dass sie mit einem um 25 Jahre älteren Mann verheiratet ist, der sie laufend „klein macht" und demütigt.
Die Psychotherapie verläuft über mehrere Jahre. Es gelingt ihr, sich in dieser Zeit aus ihrer unterdrückten Rolle heraus zu entwickeln und sie begegnet schlussendlich ihrem Mann auf Augenhöhe. Mit ihrem Psychotherapeuten hat sie über einen Zeitraum von rund 30 Jahren immer wieder Kontakt.

Therapeutische Konsequenz

Das hilfreiche Element der Aussage von ANTONOVSKY – „Gesundheit ist erlernbar" – ist offensichtlich. Insbesondere bei Menschen mit eher ausgeprägtem Intellekt greift das Argument besonders gut.

7

Libidinöse Bilanz – Life Balance

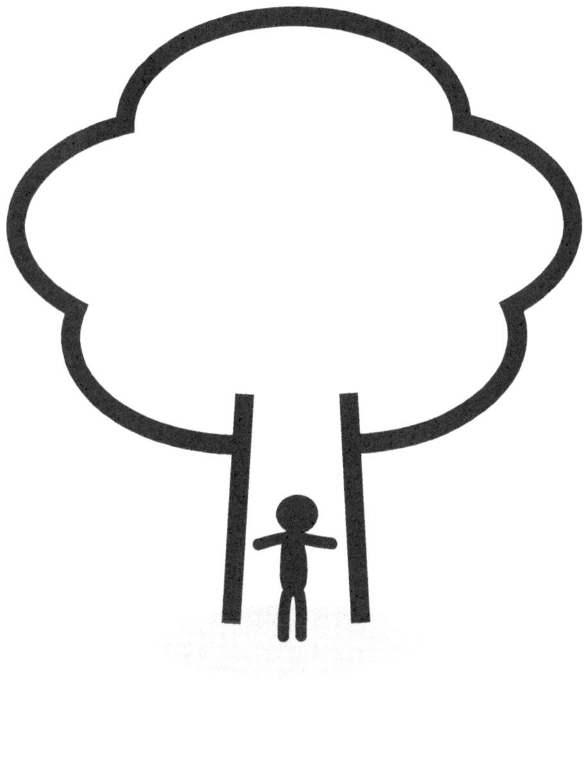

Wie wichtig die Ausgewogenheit zwischen Arbeit und Freizeit ist, ist für den Autor aus seiner jahrzehntelangen Arbeit mit Krebspatienten immer wieder deutlich geworden. Tatsächlich ist es häufig so, dass in unserer kompetitiven Gesellschaftsstruktur materielle Ziele für uns das Ein und Alles sind – die Wohnung, das Haus, das Auto etc. Für diese Ziele sind wir bereit, nahezu alles zu geben.

Das Erreichen dieser Ziele und der damit einhergehende, nahezu unbemerkte Verlust von Lebensqualität ist auch das grundlegende Schicksal der Patienten mit Krebs. Lebensqualität impliziert Lust und Freude. Libidinöse Bilanz bedeutet eine Ausgewogenheit zwischen Pflicht und Vergnügen, zwischen Output und Input. Der Wächter darüber ist der *Nucleus amygdale* im Gehirn, der Mandelkern. Wenn ich etwas leiste – Output –, dann will ich etwas dafür bekommen – Input. Krankheit ist oft genug ein martialisches Regulativ: Sie zwingt mich, diese libidinöse Bilanz ernst zu nehmen und meinen Lebensstil zu ändern.

Fallbeispiel Ein Mann, Mitte 40, Bauunternehmer, leidet an Burn-out. Er geht zum Psychotherapeuten. Dort lernt er den Begriff der „libidinösen Bilanz" kennen. Es wird ihm klar, dass sein Körper, der gewohnt ist Leistung zu erbringen, dafür auch etwas haben will. Und es wird ihm auch klar, dass es nicht nur materielle Werte sind, die er braucht, sondern dass es Lust und Freude sind, die er für sich erwartet.
Er ist für dieses Aha-Erlebnis sehr dankbar und geht jetzt – z.B. nach einer anstrengenden Videokonferenz – Eisessen, spielt mit seinen Kindern oder lässt die Seele baumeln!

Eine ausführliche Beschreibung eines außergewöhnlich günstigen Verlaufs einer Krebserkrankung findet sich im Anhang („Ohne meinen Krebs wäre ich längst gestorben").

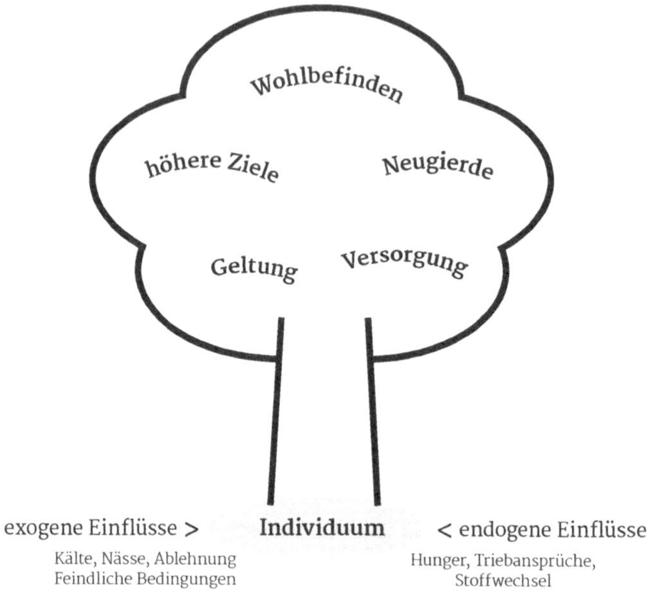

Bedürfnisbaum

Therapeutische Konsequenz

Die psychische Erschütterung, die es bedeutet, an Krebs erkrankt zu sein, bringt in der Regel – nahezu automatisch – mit sich, dass der Betroffene seinen Lebensstil überdenkt. Der Blick auf den Bedürfnisbaum führt oft genug zu einer drastischen Veränderung.

8

Die vierte Nahrungsqualität

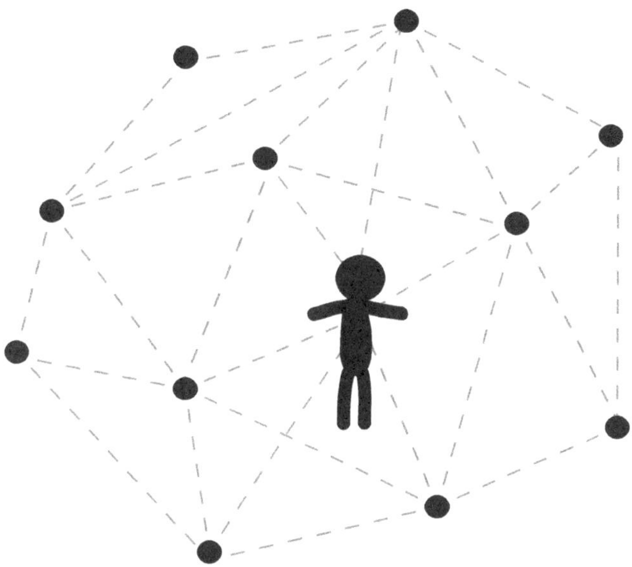

In Medizinerkreisen ist das Phänomen der „Matched pairs" wohl bekannt. Zwei Patienten sind in allen Parametern ident (Alter, Tumor, Therapie etc.). Der eine stirbt, der andere überlebt. Es bleibt unklar, woran das gelegen haben mag. Ein Faktor zur Erklärung dieses Phänomens wäre folgender:

Die Medizin geht davon aus, dass jeder Mensch drei Nahrungsqualitäten/-quellen braucht, um zu überleben: Sauerstoff, Wasser, feste Nahrung. Das ist nicht alles! Der Autor fügt zu diesen drei materiellen Qualitäten eine vierte Nahrungsqualität hinzu: Kontakt! Kontakt ist lebensentscheidend (siehe auch das Thema Bindung S. 41).

Dabei ist in diesem Fall wichtig, persönlichen, auch körperlichen Kontakt und Bindung auseinanderzuhalten. Kontakt ist etwas Zweckgebundenes, ein Bündnis mit einer Gemeinschaft mit starkem Zusammengehörigkeitsgefühl, das u.U. Generationen überdauert (wie das Beispiel mit dem Grubenunglück Lengede zeigt).

1963 kam es in Lengede, Norddeutschland, zu einem Grubenunglück. Nahezu alle Kumpel kamen ums Leben. 14 Tage, nachdem die Suche eingestellt wurde, hörte man Klopfzeichen. Es hatte sich eine Luftblase gebildet, in der sechs Arbeiter überlebten und gerettet werden konnten – das Wunder von Lengede!

35 Jahre nach diesem Ereignis machte sich ein Journalist auf die Suche nach dem Schicksal der Überlebenden.* Es stellte sich in den Interviews heraus, dass diese ein besonders enges Zusammengehörigkeitsgefühl innerhalb „ihrer Familie" hatten. Bergleute bilden – ähnlich wie Soldaten – aufgrund der gemeinsamen Werte, die sie verfolgen, eine stärkere Beziehung zu ihrer beruflichen Familie als zu ihrer biologischen Familie. Der Gemeinschaftssinn mit seinen Jahrhunderte alten Traditionen und

* Der Autor setzt sich intensiv mit dem Thema Beziehung auseinander und hat gelernt und erkannt, dass in lebensbedrohlichen Situationen dieses Element schlagend wird. Dies kam auch in einer Fernsehsendung auf SAT1 zur Sprache, in der Überlebende des Unglücks darüber interviewt wurden. Der Autor kann zu diesem Zeitpunkt – nach gründlicher Recherche und intensiver Bemühung, eine Aufzeichnung dieser Sendung zu erhalten – leider keine genaueren Angaben zu den Aussagen und der Quelle zur Verfügung stellen.

die intensive Verbundenheit mit ihren „Kumpeln“ entstanden über die Zeit, auch aufgrund der Gefahren, die sie nur gemeinsam ertragen konnten und im Ernstfall ertragen mussten.

Therapeutische Konsequenz

Dieses Element hat vor allem für die Onkologen eine große Bedeutung. Soweit es sich mit ihren Möglichkeiten vereinbaren lässt, müssen sie dafür sorgen, dass der Patient auf der Kontaktebene „genährt“ wird.

9

Verschobene Pathologie

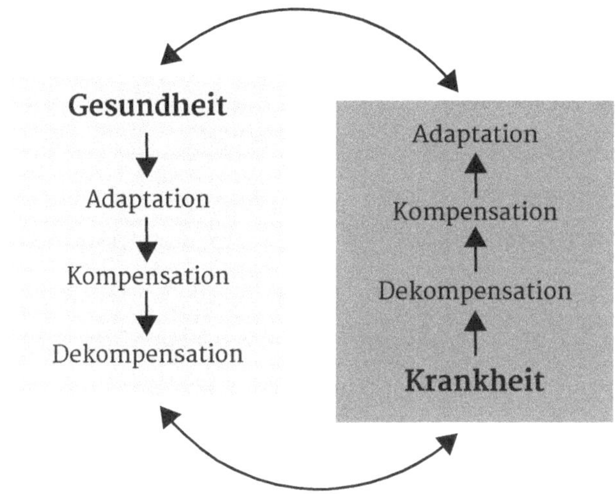

Bei genauer Betrachtung besteht zwischen einem physiologischen und pathologischen Prozess kein grundsätzlicher Unterschied. Es werden jeweils dieselben Mechanismen „verwendet“. Worin liegt nun doch der Unterschied? Es ist die jeweilige Konzentration, der Ort, die Zeit.

Es drängt sich damit die Frage auf, ob es einen physiologischen Prozess gibt, der dem Krebswachstum – dem Eindringen in eine präformierte Struktur – gleich kommt? Tatsächlich gibt es das: Die mütterliche Uterusschleimhaut wird am Implantationsort durch die Dezidualreaktion so verändert, dass sie das Einwachsen des Eis in den mütterlichen Blutkreislauf möglich macht. Es könnte die Frage gestellt werden, inwieweit Krebs als ein embryonales Geschehen betrachtet werden könnte.*

---

* Ein weiteres Beispiel aus dem Bereich der Onkologie: Tumoren bedienen sich der Blutversorgung des Betroffenen – ein physiologisches Geschehen bei Entzündungen zum Beispiel – und bilden für sich ein eigenes Gefäßnetz. Therapeutisch versucht man bei Krebspatienten, diese Gefäßneubildung zu blockieren – was aber auch zur Blockade der physiologischen Gefäßbildung führt (Nebenwirkung). Diesbezüglich liegen noch keine ausreichenden Forschungsergebnisse vor.

Therapeutische Konsequenz

Diese Erkenntnis der verschobenen Pathologie eröffnet uns ein sehr bedeutsames Thema: die Tendenz zur Pathologisierung. Die Psychiatrie hat es uns vorgemacht und die Anti-Psychiatrie geschaffen, eine Haltung, die ohne pathologische Zuordnungen auskommt. Der ungeheure Vorteil ist eine Veränderung der Denkweise von Therapeuten wie Betroffenen. Es geht nicht mehr darum, das „Krankhafte" zu suchen, sondern zu erkennen, welche Funktion es hat, wofür es der Betroffene „braucht", um gesund zu werden. Ronald Laing war einer der Begründer dieser Richtung.

10

Glaubensfähigkeit

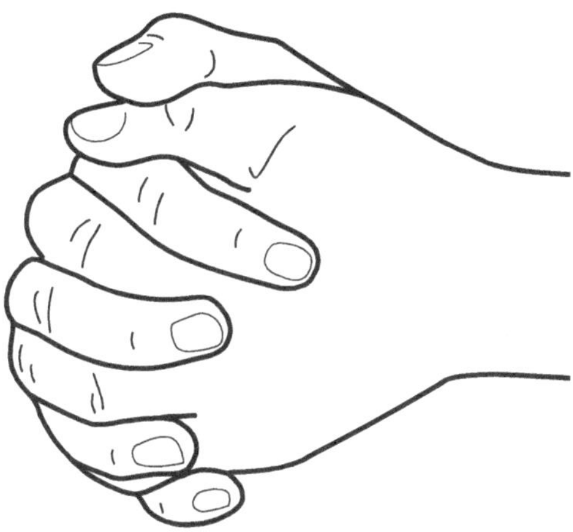

„Unter Glauben versteht man ein Fürwahrhalten ohne methodische Begründung. Glauben in diesem Sinne bedeutet, dass ein Sachverhalt für anscheinend (hypothetisch) wahr oder wahrscheinlich gehalten wird. Darin unterscheidet sich ‚Glauben' im weiteren Sinne einerseits vom religiösen Glauben im engeren Sinne." (Brockhaus, *Band 8. 1989, zit. in Wikipedia).*

Wenn es um Glauben geht, denken wir meist in erster Linie an Glauben im religiösen Sinn. Dass aber Glauben eine ganz andere Dimension hat, soll hier demonstriert werden: Ich mache mit einem Freund einen Termin aus. Ich weiß nicht, ob er stattfinden wird, ich hoffe es, ich glaube daran. Und meist findet das Ereignis tatsächlich statt, obwohl wir nichts über unsere Zukunft wissen.

Glauben ist eine Fähigkeit! Gerade in der Medizin hat der Glaube eine besondere Bedeutung: Ich weiß nicht, ob diese neue Therapieform helfen wird, was wirklich hilft ist ein fester Glaube! Glaube kann Berge versetzen.

Wenn's von anderen für einen hilft, dann doch für einen selber auch.

Therapeutische Konsequenz

Dies ist ein spirituelles Thema. Die Aufgabe des Therapeuten besteht darin, dem Betroffenen die Bedeutung des Glaubens klar zu machen und ihm ggf. vorzuschlagen, er möge sich zu seiner jeweiligen Kirche hinwenden. Seine therapeutische Aufgabe ist es, die Glaubensfähigkeit hervorzuholen und zu stärken.

11

Wandlung

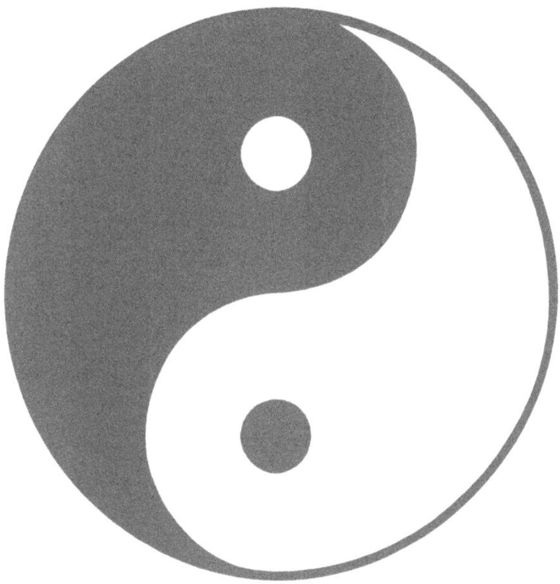

Wandlung ist ein äußerst vielschichtiger Begriff und wird in vielen Lebensbereichen verwendet (in der Religion, im Geschäftsleben, im chinesischen I Ging etc.). Wandlung wird in diesem Buch mit Heilung gleichgesetzt.*

Fallbeispiel Ein 60-jähriger Mann erkrankt an einem Prostatakarzinom. Im ersten Schritt versucht er, mit psychologischer Hilfe zur Heilung zu kommen. Nach rund zwei Jahren hat er das Gefühl, dass dieser Weg für ihn nicht geeignet ist, und er lässt sich operieren. Zwei Jahre später entwickelt er ein malignes Lymphom. Dies lässt er schulmedizinisch behandeln und gilt seitdem als gesund.

Die Psychotherapie hat ihm jedoch gezeigt, dass er in einigen Bereichen seines Lebens ein Entwicklungsdefizit hat, und er beschließt, eine weiterführende Psychotherapie zu machen, da er den Kern dieser Neigung zu malignen Prozessen erfassen und unter Umständen ausräumen will.

---

* Im Rahmen der Onkologie passiert oft genug das Ausbleiben der Wandlung, oder dass Wandlung auf einer anderen Ebene stattfindet. Diese Patienten sterben nach der 27. Behandlung an der Behandlung. Sehr häufiges Vorgehen in der Onkologie, wenn auch in guter Absicht („redundante Behandlung").

Ein Beispiel einer **nicht vollzogenen Wandlung:** Jemand will sich das Rauchen abgewöhnen. Wir wissen alle, wie schwierig das ist, und das Ergebnis ist oft genug mehr als fragwürdig. Der Betroffene brüstet sich mit seinem „Heilungserfolg". Doch beim nächsten Heurigenbesuch „schnorrt" er bei seinem Nachbarn eine Zigarette!

Eine **vollzogene Wandlung** würde in diesem Zusammenhang bedeuten, dass das (Sucht-) Verlangen und das Bedürfnis nach Nikotin nicht mehr vorhanden sind, man also geheilt ist.

Therapeutische Konsequenz

Wandlung kann man nicht „machen", es ist ein spontaner Prozess. Wegbereitend ist das Phänomen der Akzeptanz: etwas für gegeben hinnehmen. Das Einzige, was hier hilfreich ist, ist, dass der Therapeut mit seiner Haltung durch sein Gespräch und den Umgang mit ihm den Patienten spiegelt – ihm sein verdrängtes Verhalten zeigt. Der Therapeut spiegelt: Es kann so oder so ausgehen.

12

Zerstörung – oder es ist, wie es ist

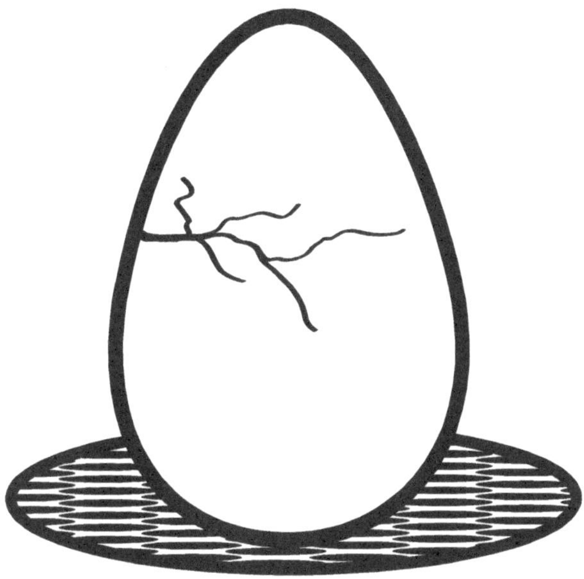

Zerstörung ist ein typisch negatives Signal in einer humanitären Gesellschaft. Zerstörung macht uns Angst, und wir versuchen, sie mit allen Mitteln zu vermeiden.

Thure von Uexküll (1908–2004), dem bedeutenden deutschen Psychosomatiker, ist es zu verdanken, dass dieses Bild zurechtgerückt wurde. Er wies auf einen fundamentalen Prozess hin, ohne den Leben nicht möglich wäre: „Das Küken zerstört das Ei, um auf die Welt zu kommen!“ (Th. v. Uexküll, persönliche Mitteilung).

Diese – im Prinzip simple – Erkenntnis führt zu einer Verschiebung unseres Weltbildes. Wir können Zerstörung nicht vermeiden, Zerstörung vermeiden zu wollen ist naiv. Wenn sie aber zum rechten Ort und zur rechten Zeit passiert, dann ist sie heilsam.

An dieser Stelle kommen wir zwangsläufig zum Begriff der Akzeptanz: „Es ist, wie es ist“! Gerade die Psychotherapie ist der Raum zum Relativieren. Muss ich etwas hinnehmen oder gibt es Alternativen? „Habe ich alle meine Möglichkeiten ausgeschöpft?“ In neun von zehn Fällen ist das nicht der Fall!

Und wir stoßen an Grenzen, z.B. die Endlichkeit. Das Küken hat keine Alternative, wenn es leben will! Es muss die Zerstörung akzeptieren, was wiederum einen Freiheitsschritt bedeutet.

Therapeutische Konsequenz

Wenn wir diese Erkenntnis auf die Krebserkrankung anwenden, so heißt das, dass der Patient seine Endlichkeit akzeptieren muss. Es ist klar, dass auch der Therapeut diesen Schritt für sich vollzogen hat. Erst dann gibt er dem Patienten die nötige Gelassenheit, die dazu führt, dass er den richtigen Weg für sich findet.

Resümee

„Vom Guten des Schlechten“ bedeutet, dass eine Krebserkrankung auch etwas Gutes haben kann, die Erkenntnis, dass meine Erkrankung notwendig, ein Schritt zur Wandlung ist.

Eine schwere, lebensbedrohliche Erkrankung ist eine existenzielle Herausforderung. „Es geht ans Eingemachte“. Alle Mittel, die ein Überleben gewährleisten, sind gefordert – vor allem die zwölf Elemente der Psychoonkologie!

Eine schwere, lebensbedrohliche Erkrankung ist immer auch ein Reifungsprozess. Ich werde mit der Endlichkeit konfrontiert! Die Tatsache, dass wir sterblich sind, wird gerade in unserem Kulturkreis verleugnet, aber das Leben hat sofort eine andere Dimension, wenn ich mir darüber bewusst werde (wenn z.B. jemand aus meinem Umfeld, der mir viel bedeutet, stirbt, trifft mich das und macht mir meine eigene Endlichkeit spürbar).

Die zwölf Elemente der Psychoonkologie sind aus über 40 Jahren einschlägiger Erfahrung entstanden und stellen sozusagen einen „Werkzeugkasten“ für den Umgang mit den Problemen von Patienten mit Krebs dar. Es ist ein Lehrstück an Akzeptanz. Ich muss lernen anzunehmen, dass es so ist, und in letzter Konsequenz, dass ich sterben werde – vielleicht nicht unbedingt am Krebs.

Die Geschichte der zwölf Elemente

Die nachfolgenden Texte zeigen, wie sich die in diesem Buch beschriebenen zwölf Elemente in jahrzehntelanger Arbeit des Autors herausgebildet haben und welchen Nutzen sie (nicht nur) in der Psychoonkologie erbringen.

Eine erfundene Fallgeschichte

Herr K. ist auf Arbeitssuche. Er hat eine gute berufliche Eignung im Hintergrund und es stehen ihm mehrere Möglichkeiten zur Verfügung. Nach langer und reiflicher Überlegung wählt er den für sich besten Arbeitsplatz. Er geht dabei von den Überlegungen aus, inwieweit seine Eignung zutreffend ist und inwieweit der Arbeitsplatz seinen Ansprüchen entsprechen würde. Kaum ist er jedoch in der tatsächlichen Situation, merkt er, dass die dort herrschende Atmosphäre für ihn nur schwer erträglich ist. Bei der Wahl seines Arbeitsplatzes war er jedoch überzeugt, dass gerade dieser der richtige sein würde und dass er klug gewählt habe. Er hat auch vielen seiner Freunde von seiner geschickten Wahl berichtet; vielleicht hat er sich seiner Wahl auch gerühmt. Nun ist er in der Zwickmühle! Entweder er beendet seine Tätigkeit und sucht sich etwas Neues, dann verliert er aber Ansehen bei seinen Freunden, oder er erträgt das unangenehme Arbeitsklima weiter und leidet darunter.

Nun geschieht etwas Merkwürdiges: Herr K. erkrankt an einem grippalen Infekt. Da es ihm peinlich ist, gleich zu Beginn wegen Krankheit fern zu bleiben, geht er weiter arbeiten und wird auch ob seiner Tapferkeit gelobt. Es stellen sich jedoch plötzlich ziehende Schmerzen in seinem linken Bein ein, und als er eines Tages erwacht und aus dem Bett steigen will, knickt das Bein ein und gehorcht nicht mehr seinem Willen. Er holt den Arzt, kommt in ein Spital und dort wird eine aufsteigende Lähmung diagnostiziert, deren eigentliche Ursache nicht klar erkennbar ist. Es wird ihm auch mitgeteilt, dass diese Form der Lähmung die Tendenz hat, sich zurückzubilden, dass sich der Heilungsverlauf aber hinziehen wird und wahrscheinlich einige Wochen oder Monate dauern könne. Er teilt dies seinem Chef mit, und dieser sagt ihm unter viel Bedauern, dass man unter diesem Gesichtspunkt – seine Arbeitskraft würde dringend gebraucht – sich unbedingt um jemand Neuen umsehen müsse. Herr K. ist darüber sehr enttäuscht, ja fast verbittert. Seine Lähmung geht aber tatsächlich zurück, er kann wieder aufstehen, und nach einigen Monaten sind seine Beine wieder völlig in Ordnung.

K. sucht einen neuen Job, der zwar nicht ganz so seinen Vorstellungen entspricht wie der erste, aber er ist recht zufrieden. Vor allem versteht er sich mit seinen Kollegen recht gut und beginnt, an seiner Arbeit Spaß zu haben. K.'s Freunde reden noch häufig von seinem Schicksal. Sie glauben, dass K. großes Glück gehabt hat, weil sich diese Lähmung doch wieder vollständig zurückgebildet hat. Die erste Firma habe sich zwar nicht sehr nobel benommen, aber andererseits sei ihre Haltung auch wieder verständlich; letztlich habe K. noch Glück im Unglück gehabt.

Obwohl diese Geschichte erfunden ist, entspricht sie in ihren kritischen Details sehr wohl realen Krankengeschichten. Der 1984 verstorbene Analytiker und bedeutende Vertreter der psychosomatischen Medizin, A. Mitscherlich, hat diese oben geschilderten Zusammenhänge zu einem Satz verdichtet, nämlich „Krankheit als Konflikt“ zu sehen.

Wenn wir die Situation von Herrn K. betrachten, so stand er in einer sehr typischen Konfliktsituation: Einerseits war die aktuelle Lebens-/Arbeitssituation für ihn kaum erträglich, andererseits gebot ihm sein Stolz, dies nicht zuzugeben. Aus dieser Klemme „half“ ihm der Körper: Über sein Kranksein konnte er die Situation lösen, ohne Prestige einzubüßen. Wir sehen, dass die Krankheit – und das war unser Ausgangspunkt – in diesem Fall dem Betroffenen eine Lösung ermöglichte. Allerdings war sie – so unsere Annahme – nicht von dem Betroffenen bewusst vollzogen worden, sondern sein Körper „erledigte“ dies für ihn. Der amerikanische Psychotherapeut S. Keleman prägte den Satz „Your body speaks your mind“, was sinngemäß übersetzt bedeutet: „Wir drücken über unseren Körper unsere geistig-seelische Verfassung aus.“

Kehren wir zu Herrn K. zurück und überlegen wir uns, was es ihm so schwierig machte, seinen Fehltritt in Bezug auf seine Berufswahl einzugestehen und damit auf einen bewussten Weg einer Veränderung verzichten zu müssen. Wir haben angenommen, Herr K. habe seinen Freunden deutlich gemacht – sich möglicherweise dessen gerühmt –, wie geschickt er gerade in dieser Entscheidung gehandelt habe. Er hat sich natürlich damit im Falle eines Misserfolges die Tür für Spott geöffnet. Klüger wäre es gewesen – so können wir im Nachhinein sagen –, zu schweigen und sich erst dann seiner Fähigkeiten zu rühmen, wenn es tatsächlich auch in der Praxis geklappt hat. Aber wir nehmen an, Herr K. habe die Neigung, jemandem zu imponieren und Eindruck zu machen. Er tut dies zwar nicht bewusst – wenn man ihn darauf aufmerksam macht, ist ihm dies sehr peinlich –, aber er rutscht gleichsam immer wieder in diese Rolle, ohne es richtig zu merken. Herr K. leidet offensichtlich an einem Minderwertigkeitsgefühl, das er immer wieder – unbewusst – durch eine entsprechende „gute“ Leistung ausgleichen möchte.

Spätestens jetzt müssen wir uns mit Herrn K.s Lebensgeschichte auseinandersetzen. Wenn wir uns dieser Mühe unterziehen und Herrn K. in einer freundlichen und entgegenkommenden Weise befragen würden, z.B. ob sein Vater zu ihm als Kind streng gewesen sei, so könnte es sein, dass es aus Herrn K. fast förmlich „hervorsprudelt", dass dies tatsächlich so gewesen sei. K.s Vater ist ein sehr kluger Mensch gewesen, der es im Leben zu etwas gebracht hat, der aber im Umgang mit seinen Kindern sehr streng war. Insbesondere mit ihren schulischen Leistungen war er nie zufrieden; auch wenn ihre Zeugnisse recht gut waren, begegnete er ihnen mit einem „Na ja". K. entwickelte allmählich das Gefühl, es könne ihm nie gelingen, einmal die volle Zustimmung und Zufriedenheit des Vaters zu erlangen. Dies grämte ihn sehr, aber er wagte es nicht, dies dem Vater zu zeigen. Seine Antwort war vielmehr eine vermehrte Anstrengung, um jenes Leistungsniveau zu erreichen, das ihm der Vater scheinbar vorgab. Durch diesen chronischen Prozess verlor Herr K. allmählich das Vermögen, seine wahre Leistungsfähigkeit zu beurteilen, und neigte zur Selbstüberschätzung.

In dieser Tendenz wählte er einen besonders „guten“ Arbeitsplatz für sich aus, traf dabei aber eine Entscheidung, die ihn in der Praxis überforderte. Das ihn nun ständig begleitende Gefühl, er schaffe es nicht, ließ ihn ängstlich und missmutig werden, er kapselte sich immer mehr von seinen Mitarbeitern ab und erlebte dabei das Arbeitsklima als schier unerträglich. Nun ergibt sich ein neues Bild: K.s Krankheit war eigentlich „gesund“, und wir können die paradoxe, aber doch zutreffende Aussage von der „gesunden Krankheit“ machen. Wenn es aber eine gesunde Krankheit geben soll, so müssen wir uns wohl auch die Frage stellen, wann denn eine Krankheit „krank“ wird? Bemühen wir dazu nochmals Herrn K.

K.s Geschichte hätte auch einen anderen Verlauf nehmen können. Nehmen wir an, sein Chef wäre geduldiger gewesen oder er hätte sich in seiner Überlegung von Skrupel leiten lassen und sich gesagt, er könne dem armen Herrn K. nicht noch die Enttäuschung antun, ihn zu entlassen. Herr K. wäre an seinen Arbeitsplatz zurückgekehrt und hätte weitergekämpft, um das ihn überfordernde Leistungsniveau zu erreichen. Wir können sicher sein, dass in diesem Fall K.s Krankheit schlechter geworden bzw. eine – irreversible – Lähmung die Folge gewesen wäre. Es wird uns nun deutlich, dass K.s Leben, seine Vergangenheit und seine aktuelle Entscheidungssituation (Krisis!) mit seinem Kranksein in einer sehr klaren Verbindung steht. Vom Gesichtspunkt des Wachstums aus betrachtet, können wir sagen, dass K.s Ansprüche an sich selbst „ins Kraut geschossen waren" und dass er über seine Krankheit – ohne sich dessen bewusst zu werden – wieder zu sich selbst gefunden hat. Allerdings, und dies muss der Vollständigkeit halber gesagt werden, ist K.s Gesundung nur teilweise gelungen, denn wie die Dinge bei ihm gelagert sind, wird er – wahrscheinlich zeit seines Lebens – immer wieder erzählen, dass er eigentlich Besseres in seinem beruflichen Leben vorgehabt hätte, wäre er nicht „Opfer" seiner Krankheit geworden. Eine wahre Heilung kann nämlich nur dann erfolgen, wenn der Betroffene sich den Prozess bewusst macht, er sich nicht mehr als „Opfer“ seiner Krankheit erlebt, sondern die tatsächliche Sinnhaftigkeit des Krankheitsprozesses bezogen auf seinen Lebensprozess einsieht.

„Eine erfundene Fallgeschichte“ wurde dem Abschnitt „Existenzprobleme durch Krankheit“ von H.P. Bilek in „Psychologie am Krankenbett“ (Hrsg.: H.G. Zapotocky, D.O. Nutzinger), Verlag Brüder Hollinek, Wien 1985, entnommen.

Ohne meinen Krebs wäre ich längst gestorben

Frau I. Wilhelm

Vor elf Jahren musste meine rechte Brust amputiert werden.

Die Diagnose Krebs war für mich gleichbedeutend mit einem Todesurteil; aber es war ein Urteil, das ich insgeheim vage erwartete, wenn nicht unbewusst sogar herbeigesehnt hatte.

Als es dann aber wirklich so weit war, da habe ich mit Entsetzen und mit Panik reagiert. Da wollte ich auf keinen Fall sterben!

Aber nicht, weil mein Leben so schön war, sondern weil mich die Ungewissheit quälte, was nach dem Tod auf mich zukommen würde, und weil sich mir plötzlich Bilder aufgedrängt haben vom Jenseits als einem Ort der Dunkelheit, der Kälte und der grenzenlosen Verlassenheit. Diese Bilder haben mich so heftig heimgesucht und waren so grauenvoll, dass ich nun um jeden

Preis am Leben bleiben wollte, auch wenn ich damals an einem aussichtslosen Punkt angelangt war.

Denn dieses Leben war mir wenigstens vertraut!

Und damit bin ich auch schon bei einem Grundproblem von mir: Ich war immer auf der Suche nach Vertrautheit, nach Vertrautsein in irgendeiner Form, sei es innerhalb der Familie, an einem Ort, in einer Gemeinschaft, sei es Vertrautsein mit mir selbst.

Dieses Ziel aber habe ich nie erreicht. Heute sehe ich dafür sehr viele Gründe.

Da war das Hineingeborenwerden in eine zerrüttete Ehe mit einer Mutter, die kaum anwesend war, weil sie von Anfang an die Familie erhalten musste, da war der Tod meines Vaters, als ich vier Jahre alt war, da waren die Kriegsjahre mit den langen Aufenthalten in Luftschutzkellern und schließlich das Vertriebenwerden aus unserer Heimat Slowenien von einer Stunde zur anderen mit allen Schrecken einer langen Flucht; da war dann später mein Verbanntwerden durch meinen Zwillingsbruder, weil ich mein Leben nicht so lebte, wie er sich das für mich vorgestellt hatte; da war der Tod meines ersten Mannes durch einen Gehirntumor, und das nachdem ich ihn verlassen hatte. Er war schwerer Alkoholiker, und ich musste unseren damals fünfjährigen Sohn und mich aus dieser Situation befreien.

Und da war schließlich der Krebstod einer Frau, mit deren Mann ich eine Beziehung hatte.

An diesem Punkt beginnt mein Bezug zu Krebs. Ab diesem Zeitpunkt hat sich in mir die Angst verdichtet, dass ich für diese ganzen Ereignisse, für die ich mich zum Teil schuldig fühlte, würde büßen müssen; und allmählich entwickelte ich die fixe Idee, dass ich genauso enden würde wie diese gekränkte Frau, nämlich durch Krebs.

Vorerst aber erkrankte ich an schweren Depressionen, ich war einige Wochen auf der Psychiatrie und wurde zwei Jahre lang mit Psychopharmaka behandelt.

Auf die Idee, mein Leben zu ändern, bin ich damals nicht gekommen; ich hätte auch gar nicht gewusst, wo ich ansetzen soll. Der Zusammenhang zwischen meiner Lebensweise und meiner Erkrankung war mir noch nicht bewusst.

Ich möchte nun etwas näher auf meine Kindheit eingehen und komme daher zurück auf die Zeit nach unserer Flucht, als unsere Mutter mit uns drei Kindern – ich habe noch einen um drei Jahre älteren Bruder – bei Bauern im Ennstal Unterschlupf gefunden hatte.

Wir haben in extremer Armut gelebt und unter Bedingungen, die man sich heute nicht mehr vorstellen kann. Aber das war nicht das Schlimmste. Das, worunter ich am meisten gelitten habe, war der Umstand, dass wir von da an Flüchtlinge waren, Vertriebene, Staatenlose und somit ausgegrenzt, fremd, fehl am Platz, den anderen zur Last fallend und immer gedemütigt von den anderen Kindern, aber auch von Erwachsenen. Mit einem Wort: Wir waren plötzlich entwertet!

Diese Entwertung habe ich sehr bald verinnerlicht, und es hat zu Hauptanstrengungen in meinem Leben gehört, diesen inneren Zustand nicht sichtbar werden zu lassen, denn ich habe mich tief dafür geschämt.

Ich war aber auch ein Kind mit sehr starken Gefühlen. Ich wusste nur nicht, wohin damit. So habe ich sie ausgelebt in endlosen Fantasien und Tagträumen. Davon durfte aber vor allem meine Mutter nichts bemerken, denn sie hat mich ohnehin als überspannt bezeichnet, als zu heftig, zu maßlos, zu schwärmerisch veranlagt und hat mich immer wieder beschworen, mich um Himmels willen nicht hervorzutun, im Hintergrund zu bleiben und bescheiden zu sein, weil wir ja hier nur geduldet seien. Andererseits hat sie mich dazu ermuntert, „mein junges Leben unbeschwert zu genießen". Ich habe sehr viel später erst die Widersprüchlichkeit in ihrer ganzen Erziehung erkannt. Heute ist mir klar, warum ich mich immer so schwer zu einer Entscheidung durchringen konnte, denn irgendein Verbot habe ich immer verletzt.

Sicherlich war auch ein Missbrauch, dass mich meine Mutter viel zu früh zu ihrer Vertrauten, zu ihrer „vernünftigen Großen" gemacht hat, mit der sie ihre Sorgen teilen konnte. Das hat mich verängstigt und natürlich auch überfordert. Andererseits konnte sie bei Bedarf auch sehr autoritär vorgehen.

Meine beiden Brüder blieben davon weitgehend unbehelligt, vor allem mein Zwillingsbruder, der damals schon an schizophrenen Anfällen litt, der immer geschont, der nicht gereizt werden durfte. Bis dahin war ich mit ihm sehr verbunden, denn wir waren ja viel auf uns allein gestellt und aufeinander angewiesen. Nun aber versuchte er die Familie mit seiner Krankheit in Schach zu halten und sich als mein Vormund aufzuspielen, so dass ich mich allmählich vor ihm fürchten begann. Auf beide Brüder war ich sehr eifersüchtig; sie wurden mir vorgezogen, da konnte ich mich noch so sehr bemühen. Und so wurde ich neidisch, boshaft, hinterhältig, hochmütig und vieles andere, alles auf eine sehr schwer durchschaubare Art.

Wenn meine Mutter nicht mehr weiterkonnte, wenn wir ihr zu viel wurden, dann hat sie etwas getan, was ich auch heute nur schwer verstehen kann: Sie legte sich flach auf den Boden und stellte sich tot. Und sie hat es ausgehalten, dass wir schreiend und weinend um sie herumgelaufen sind, dass wir ihr die Augenlider hochgezogen haben, damit sie wieder aufwacht und uns ansieht. Sie hat das wiederholt getan, und es hat immer wieder gleich schrecklich auf uns gewirkt.

Solche Erlebnisse erklären, warum ich immer größere Angst bekam, auch meine Mutter zu verlieren. Es wundert mich heute nicht, dass ich mit der Zeit tatsächlich ein angepasstes und relativ braves Kind wurde, um das man sich nicht sonderlich kümmern musste. Ich habe mich gut entwickelt, das hieß damals, vor allem in der Schule zu entsprechen. Ich war immer Vorzugsschülerin und habe versucht, das auch in meinem späteren Leben zu bleiben. Ich kam nach Wien und habe als Sekretärin gearbeitet. Ich war von den anderen eingeschätzt als selbstbewusst, als tüchtig, auch als unbeschwert; innerlich aber war ich extrem unsicher. Trotz meiner Erfolge habe ich sehr wenig von mir gehalten. Mitten in einer Gruppe konnte ich z.B. das große Wort führen und mich trotzdem immer am Rande stehend empfinden.

Um andere Menschen habe ich mich krampfhaft bemüht, war aber gleichzeitig vor ihnen auf der Hut. Auch bei meiner Arbeit konnte ich mich nie entspannen; zu sehr war ich angewiesen auf Lob, auf Applaus und Anerkennung. Und da war vor allem die ständige Angst zu versagen und nicht zu entsprechen.

Es war ein anstrengendes Leben, aufgebaut auf einem wackligen, schiefen Fundament, das ich ständig mühsam ausbalancieren musste. In meinen Träumen habe ich ein Haus bewohnt, das über einem Abgrund hing. Ich durfte mich nur in der einen Hälfte aufhalten, sonst wäre ich in die Tiefe gestürzt.

Relativ gelöst war ich nur mit mir allein, in der Natur und im Umgang mit Tieren; aber auch da geriet etwa durch einen kleinen, aus dem Nest gefallenen Vogel meine Welt sofort aus den Fugen, und ich konnte dann auch nicht mehr an einen Gott, an einen guten Gott glauben.

Was geschah nun in der Zeit vor Ausbruch meiner Erkrankung?

Der bereits erwähnte Mann und ich haben geheiratet. Beide haben wir unsere Begegnung von Anfang an als schicksalhaft und unausweichlich empfunden. Aber die Ehe war voller Konflikte. Jeder von uns hätte Wärme und Geborgenheit gebraucht und keiner konnte sie dem anderen geben. Wir haben auch die Auswirkungen des großen Altersunterschiedes unterschätzt und auch die Tatsache, dass mein Sohn Thomas plötzlich mit einem Stiefvater zurechtkommen musste; mein Mann wiederum war erstmals in seinem Leben mit einem Kind im eigenen Haus konfrontiert und damit vorerst restlos überfordert. Und ich, die ich immer versucht hatte, meine Welt so klein und überschaubar zu halten, weil ich mich da sicherer fühlte, habe mir ausgerechnet ein Leben an der Seite eines Mannes ausgesucht, das mir fremd war, das mir nicht entsprochen hat und durch das ich mich durch Überforderung in vieler Hinsicht in Dauerstress versetzte.

Und da war vor allem das Bild dieser verstorbenen Frau, die mir von meinem Mann immer als vollkommen hingestellt wurde. Ich habe krampfhaft versucht, ihr zu gleichen und sie zu ersetzen, natürlich ein aussichtsloses Unterfangen.

Schließlich ist etwas passiert, was ich als letzten und sehr wesentlichen Anstoß für den Ausbruch meiner Erkrankung ansehe: Mein Mann hat zwar in guter Absicht, aber doch gegen meinen Willen begonnen, ein zweites Haus zu bauen, und zwar in der Gegend, wo ich Flüchtling war. Ich hatte mich eben erst mühsam in meiner neuen Umgebung zurechtgefunden und wollte vorerst nichts anderes als mich ausruhen, meinen Mittelpunkt finden und mein Zuhause haben. Ohnehin hat mich jeder Ortswechsel, jede Reise und jedes Kofferpacken halb krank gemacht; und nun wusste ich, würden wir wieder viel unterwegs sein, müsste ich immer wieder meine Zelte abbrechen, und ich würde wieder nicht wissen, wo ich eigentlich hingehöre.

Das war der aussichtslose Punkt, von dem ich zu Beginn meiner Rede gesprochen habe. Hier habe ich zu kämpfen aufgehört, und ich denke mir, hier habe ich mich schließlich selbst aufgegeben.

Zwei Wochen nach den Aushubarbeiten zum neuen Haus kam mein ganzer Krebsschaden zutage und es kam zur Operation.

Ich empfinde heute meine Krebskrankheit als totale Entgleisung meines Lebens. – Aber natürlich war es eine heilsame Entgleisung, denn dadurch habe ich die Chance erhalten, meine Weichen neu zu stellen.

Und das habe ich getan. Vorerst nicht aus eigener Kraft, sondern mit viel Hilfe von außen. Allem voran durch den Beginn einer Psychotherapie, die fast elf Jahre dauern sollte. Ich wusste damals nicht, was das ist – eine Psychotherapie, und so war ich überwältigt von der Tatsache, dass ich plötzlich einem Menschen gegenübersaß, der in diesen Stunden nur für mich da war, der mir zuhörte, der behutsam war, der mich nicht abwertete, mit dem die Gespräche nicht im Streit enden mussten. Ich habe all das aufgesaugt wie ein ausgetrockneter Schwamm. Und ich spürte, jetzt fange ich wieder an zu atmen, jetzt fange ich wieder zu leben an. – Ich bin für diese Erfahrung voller Dankbarkeit.

Gleichzeitig war es die schwere Zeit der Chemotherapie und der täglichen Bestrahlungen, und mein Leben stand auf der Kippe.

Ich bin heute zutiefst davon überzeugt, dass neben all der anderen Unterstützung, die ich auch hatte, dieses Wahrgenommen-Werden durch einen anderen Menschen, in dieser Form, dass das die entscheidende Wende zum Guten war. Es war auch die Grundlage und Voraussetzung für den langen, oft schmerzlichen, aber auch aufregenden Prozess, der nun begann, in dem ich mich – gestützt auf diese Therapie – auf die Suche nach mir selbst machte.

Am Ende dieses Weges war ich bereit und fähig, die Verantwortung für mein Leben zu übernehmen; und endlich konnte ich auch Frieden schließen mit den Verstorbenen, aber vor allem mit jenen Menschen, mit denen ich nach wie vor mein Leben teile.

Es ist ein Leben, das ich jetzt als lebenswert empfinde.

I. Wilhelm, Jahrbuch der Psychoonkologie 1995 (mit freundlicher Genehmigung der Autorin)

Notizen und Stichworte für einen Vortrag in Olpe 2007

(Psychosomatischer Verein vor Gynäkologen und gemischtem Publikum, ca. 200 Zuhörer)

☑ Schlechte Prognose, positiver Verlauf – Die Sünden der Schulmedizin

Die Aristotelische Logik unterscheidet vier Causae (Beispiel: Sessel)

- Causa materialis (Holz)
- Causa formalis (Form, Gestalt, Design)
- Causa efficiens (Fertigung, Herstellung)
- Causa finalis (fertiges Objekt, Zweck); die Causa finalis ist nicht Bestandteil in der naturwissenschaftlichen Medizin (Linemayr).

☑ Die drei Nahrungsqualitäten

Gasförmig, flüssig und fest – die 4. Nahrungsqualität – Kontakt – fehlt (Bilek)

- Die Schulmedizin (die naturwissenschaftliche) hat keine Heilmittel, zwar Schutz und Förderung, aber keine Heilung

- Heilung = Wandlung (Verbindung mit dem Spirituellen)

Walter Pieringer (Institut für Medizinische Psychologie, Graz)

Grundzüge der medizinischen Anthropologie als Metatheorie der Psychosomatischen und Psychotherapeutischen Medizin:

- Der phänomenologische Aspekt: Krankheit als Kunstgriff des Lebens in Zeiten großer Not
- Der dialektische Aspekt: Krankheit ist Krise und Wende der Person
- Der empirisch-analytische Aspekt: Krankheit ist verursachte Störung; das Defekt-Reparatur-Modell
- Der hermeneutische Aspekt: Krankheit als dramatisches Ausdrucksgeschehen

Viktor von Weizsäcker

- ... dass ich meine Erkrankung nicht nur bekomme und habe, sondern auch mache und gestalte.
- ... dass ich mein Leiden nicht nur dulde und

fort wünsche, sondern auch brauche und will.

- ... dass Krankheit jedenfalls nicht einfach nur Störung, sondern immer auch Wende und Wandel ist.

Der entscheidende Unterschied

- Das faktische Ereignis X und die Bedeutung für das Individuum Y
- Ziel der Therapie: dieses herausarbeiten

Autoren in diesem Zusammenhang

Mehrere Publikationen haben gezeigt, dass Psychotherapie einen prognostisch günstigen Effekt auf den Verlauf einer Krebserkrankung haben kann:

- LeShan, Bahnson, Wolf Büntig, Thomas Küchler, David Spiegel – ihre, meine eigenen Erfahrungen
- Thomas Küchler, M.A. Andrykowsky: Clinical J. of Oncology 2007

☑ Was spricht für Heilungsmöglichkeiten aus dem psychosozialen Bereich?

- Robert Ader (Begründer der Psychoneuroimmunologie), Experimente
- Spontanheilungen
- Parallel dazu zeigen zahlreiche Studien (Grulke, Faller), dass bestimmte Coping Strategien einen Einfluss – sowohl positiv als auch negativ – auf den Verlauf von Krebserkrankungen haben.

Hermann Faller

Lungenkrebs hat eine niedrige Überlebensrate. Einige Studien haben gezeigt, dass Widerstandskraft und Belastbarkeit eine Rolle für das Überleben spielen können.

- Psychother. Psychosom. Med. Psychol. 1997
- https://jamanetwork.com/journals/jamapsychiatry/article-abstract/205176
- Aktives Coping und emotionaler Zustand bei Lungenkrebs und Überlebenszeit

Norbert Grulke

- Aktives Coping: Informationen über Krankheit und Behandlung suchen, einen Plan machen, entschlossen gegen die Krankheit ankämpfen, sich vornehmen intensiver zu leben
- Akzeptanz: Das eigene Schicksal akzeptieren, realistische Anpassung an die verbleibenden Möglichkeiten, konkrete und realistische Ziele im Rahmen der gegebenen Situation
- Selbstkontrolle / Kontrollüberzeugung: Betont die eigene Willensleistung, Gefühlskontrolle, bewusste Steuerung des eigenen Verhaltens, ich habe mein Schicksal in meiner Hand

☑ Expertendiskussion der ÖGPO 2000 – Ergebnis: Konsensus-Papier:

- die Auflösung des Gefühls der Hoffnungslosigkeit
- die Zunahme an Sozial-Kontakten
- die Zunahme an Autonomie

Dies seien aller Wahrscheinlichkeit nach prognostisch günstige Faktoren!

🗹 Autonomiekonzept Bilek/Linemayr 1995

Bausteine des Autonomieprinzips

- Der Autonomie-Begriff/das Autonomie-Training (Grossarth, Maticek)
- Lebensmelodie (LeShan)
- Komplementaritätskonzept (Bahne-Bahnson)
- Grundstörung (Balint)
- Psychoneuroimmunologie
- Selbst-Psychologie (Winnicott, Mahler, Miller)

Wege der Bewältigung

- Lengede – Bindungstherorie (Bowlby)
- Fallbeispiel Patientin mit Brustkrebs – Wandlung/Kontakt

(Bilek: Vortrag Krakau 2005: A borderline personality got cancer)
Religionslehrerin – Verarbeitung der Krankheit durch künstlerische Beschäftigung (Bilder mit einschlägigen Motiven) – später andere Motive: Wandlung zur Malerin und Heilung

☑ Vom Bösen (Kafka) zum Guten

Das Komplementaritätskonzept (Bahnson): Das narzisstische Gleichgewicht, ein Wächter über Leben und Tod.

☑ Kains Schicksal

- ... oder, wie das Opfer zum Täter wird
- ... oder „Du sollst nicht merken" (Alice Miller)

☑ Die kollektive Verdrängung des Bösen

Missbrauch – große Herausforderung in der Psychotherapie

Die Seiten werden gewechselt

„Sie haben die Pest, nein die Cholera, nein doch Lues oder Tuberkulose?“

Sie werden die Achsel zucken, wenn Ihnen das ein Arzt sagt und meinen: na und? Als gebildeter Laie wissen Sie, dass das alles Krankheiten sind, die wir längst im Griff haben und die moderne Medizin bla, bla, bla ... Und doch: merkwürdigerweise wird immer wieder gelästert, dass sie, die moderne Medizin, doch nicht so und überhaupt ...

Herr Dr. F. hat seinen akademischen Abschluss als Jurist gefeiert, ist nun Chef eines imposanten Ladens geworden. An die 500 (glaube ich) Mitarbeiter zählt er sein eigen und im Gegensatz zu Franz und Josef, die es nicht lassen konnten – man lebt nur einmal und man ist nur einmal jung ... ist Dr. F. sauber geblieben, hat seine Frau nicht betrogen und wenn er auf seine beiden Söhne blickt: alle Achtung!

Und vor ein paar Wochen hat er sich das geleistet, wovon er immer schon geträumt hat, einen 7er BMW (wenn Sie wissen, was das bedeutet).

Ja, da unten steht er jetzt, am Chefparkplatz, und wehe einer von den jungen Schnöseln – das sind die, die wahrscheinlich die Ilse, die neue Sekretärin, flachlegen – F. merkte nicht wie sich bei dem Gedanken die Kiefer verkrampften – wehe es stellt sich einer dorthin!

Dr. F. hustete – und das schon längere Zeit. Er raucht natürlich nicht, genauso wie er in seiner Ehe sauber geblieben ist! Seine Frau bedrängt ihn er möge doch … Eigentlich nur, dass sie endlich Ruhe gibt …

Die Familie hatte etwas sehr Wertvolles: einen Hausarzt. Schlussendlich schreibt ihm dieser eine Überweisung an einen Radiologen. Was soll schon sein, beruhigt er sich selbst …

Der Radiologe, Herr Prof. XY, klemmt das Bild auf den Schirm und es war so deutlich, dass sogar Dr. F. sehen konnte, da ist etwas, was da nicht hingehört. F. merkte, wie ihm das Blut aus dem Gesicht wich und sich sein Magen zusammenkrampfte, obwohl dieser ja gesund sein sollte. Das Gefühl war nicht unbedingt fremd, aber so heftig ... Und es kam in der nächsten Zeit wieder, auch nachts.

Herr Prof. XY, ein erfahrener Mann, wusste schon vorher, was jetzt kommen würde, setzte seine „Na, es wird schon werden"-Maske auf. „Sie werden wohl operiert werden müssen."

Dr. F. ging zu seinem 7er und es hallte in den Ohren: „... operiert werden müssen." Nach einiger Zeit ging Dr. F. nochmals zu Prof. XY. „Gibt es nicht noch andere Möglichkeiten?" Dr. F. winselte schier und Prof. XY wurde eigentlich ärgerlich. „Was will der Idiot von mir", hätte er gerne gesagt. Aber er sagte es nicht, weil man so etwas eben nicht sagt oder vielleicht weil da etwas in diesem Winseln war, das ihn erreichte. Er hätte es auch gerne „weggehabt", aber er merkte, das Winseln war auch irgendwie sein eigenes ...

Er stand auf, nahm sich einen Sessel und setzte sich zu F. „Haben Sie eine Idee?" fragte er ihn. Und als ob er einen Stoppel aus einer

Flasche gezogen hätte, sprudelte aus F. heraus, was er sich für Gedanken gemacht hatte.

Prof. XY war sehr überrascht und bei manchen Ideen horchte er auf und fragte sich, ob Dr. F. nicht recht hätte, bei so einem infausten Befund kann man ja wirklich an alles denken ...

Nachdem F. sich beruhigt hatte, stand er auf und ging, nicht ohne sich sehr ernsthaft zu bedanken.

Zurück blieb ein etwas verwirrter Herr Univ. Professor, der merkte, dass er gerade etwas getan hatte, das sehr außergewöhnlich war, und er fragte sich später, ob ihn denn „so was" überhaupt etwas anginge, er sei doch Arzt und kein Seelsorger.

Dr. F. zögerte den Op-Termin hinaus und kam nochmal – quasi zur Beratung. Beim dritten Termin war der Prof. schon mehr gefasst und konnte Dr. F. fragen, wovor er denn solche Angst habe? Es dauerte eine Weile, bis sie sich drauf einigen konnten: Es war die Angst, eigentlich die Todesangst.

Prof. XY konnte ihm in dieser Sitzung etwas von der Todesangst nehmen, F. ging dann zur

Op und es ging einigermaßen gut. Postoperativ kam er nochmals, um sich zu bedanken und dem Prof. eine Erkenntnis zu vermitteln:

Als er, F. nämlich so vor der Op war, wurde ihm klar, dass er, wenn er jetzt stürbe, mit einem ziemlichen Defizit hinübergehen würde. Seine Begierde nach „Ilse“ würde leer ausgehen. Sein Begehren nach ihrer Weiblichkeit, in sie einzudringen, einfach ein Mann zu sein …

Es wurde ihm klar, dass er auch bei seiner Frau Mann sein könnte und dass der „Siebener“ ein Surrogat war. Folgerichtig legte er beim Hinausgehen die Schlüssel und die Papiere hin und sagte danke.

Er ließ einen nachdenklichen Prof. zurück … Wie war das bei ihm selbst? Inwieweit hat der Verzicht oder die Angst vor Bestrafung sein Leben gelenkt?

Er hatte natürlich einen sehr honorigen Posten inne, der Herr Professor, aber was hat ihn das gekostet? Und was würde sein, wenn morgen sein Röntgenbild am Schirm hinge? Es lief ihm kalt den Rücken hinunter! Nichts, rein gar nichts, unterschied ihn von Dr. F.

Und was heißt das alles? Da ist die Medizin mit ihren Errungenschaften, die zweifelsfrei gegeben sind, und da ist das Individuum, die Kreatur in seiner Angst und Ohnmacht. Da fiel ihm ein: weit hinten im Studium hat es doch eine Vorlesung gegeben: Ethik in der Medizin; man ging dorthin, weil es schick war, aber ernst genommen hatte das fast niemand. Ethik in der Medizin, grübelte er, das war doch so ein kleines Büchlein ... Er ging in die Knie – was ihm – wie er merkte – inzwischen nicht leicht fiel ... die unterste Reihe, die ganz alten Sachen ...

Da hat sich doch einer mit der Angst auseinandergesetzt und behauptet, es ist eigentlich die Todesangst, um die es geht, und jede medizinische Handlung ist eigentlich auch ein Umgang mit der Todesangst. Damals glaubte das niemand.

„Bei einigermaßen normaler Statistik hab ich noch 20 Jahre", murmelte er vor sich hin, aber wenn man sich die Dr. F.s so anschaut ...

Na klar, bei ihm hat es auch eine „Ilse" gegeben, es war damals eine Schwesternschülerin, – keine Ahnung wie sie geheißen hat – mit diesen unglaublichen … Nein, er verbat sich den Gedanken, ohne zu merken, dass seine Glandula sublingualis in diesem Moment heftig Speichel produzierte.

Der Dr. F. wollte etwas von ihm und es war ihm plötzlich klar, dass das, was der von ihm wollte, er ihm nicht geben konnte.

Und allmählich beschlich ihn der Gedanke eines Defizits …

Jetzt blickte er auf den Parkplatz hinunter auf seinen „Siebener", aber er hatte so gar kein gutes Gefühl dabei. Ja, er hatte damals dem Dr. F. geholfen, aber es war mehr ein Zufallstreffer. Nein das war es nicht, F. hatte ihm beim letzten Zipfel seiner Kreatürlichkeit erwischt.

Und dann ging es los, wie eine Lawine: Wo ist der Verzicht, wo ist das Leben, wo ist die Angst und wo der Mut? Und was hat das mit Krankheit zu tun? Dass da ein Zusammenhang bestand, war ihm inzwischen klar, aber welcher?

Der nächste Patient ging verstört aus der Ordination, weil er den Eindruck hatte, der Prof. spinnt.

Es brauchte auch einige Zeit, bis es Prof. XY gelang, einen Modus zu finden, Patienten eine Idee zu vermitteln, eine Idee von seiner Idee. Zu vermitteln, dass Krankheit eine, was heißt eine, mehrere Funktionen hat und, dass sie uns in einen subtilen Lernprozess zwingt.

Allmählich türmten sich Bücher rund um ihn und er entwickelte ein Schema: „Du krank sein, du Glück haben", in der Diktion seiner serbokroatischen Arbeiter, von denen er schon so manches gelernt hatte.

Aber das erste und wichtigste war: Krankheit ist nicht nur schlecht, man braucht sich nicht zu fürchten, oder vielleicht etwas weniger.

Ja aber, da gibt es noch ein Problem, das nicht so einfach beiseitegeschoben werden kann: die Todesangst! An Krankheiten kann man schließlich sterben, und davor fürchten wir uns eben am meisten.

Bei seiner emsigen Recherche stieß er auf einen deutschen Juden, Fritz Perls, der eine entscheidende Erkenntnis zu dem Thema hatte: Bemerkenswert in diesem Zusammenhang ist auch, dass Perls, er hat sich dann amerikanisiert, in seiner Autobiographie Hitler dankte, weil er ihn gezwungen hat, das Land zu verlassen und er damit in der Folge ein buntes, sehr lebendiges Leben führte.

Der Tod, so sagte Perls, vielleicht auch getriggert durch die immer wiederkehrende Todesangst auf der Flucht vor den Nazis, ist ein existenzielles, inhärentes Phänomen, welches man quasi „abtrainieren“ kann. „To suffer one’s death and to be reborn is not easy“ war der prägnante Spruch, der eine ganze Therapiewelt prägen sollte. Noch in seiner New Yorker Zeit arbeitete er mit Paul Goodman zusammen, der den Begriff des „Impasse“ mitbrachte und damit der Gestalttherapie – so wurde die daraus erwachsende Therapieform genannt – ihren Stempel aufprägte. Dieser Impasse ist ein Phänomen unseres Lebens von der Geburt bis zum – eigentlichen – Tod, und ich habe das dazugehörige emotionale Szenario „Sterbensäquivalent“ genannt – es wird wie sterben erlebt und gehört schlussendlich zu einem Reifungsprozess.

Dies war der letzte Baustein in seinem Setzkasten“ zur Integration der Krankheit, zu einer Medizin, die die Angst nicht ignoriert oder mehr noch verachtet, sondern einen Weg anbietet, mit dieser Angst leben zu können.

Der Patient kommt zu einem dieser Ärzte – inzwischen sind es schon mehr – und klagt: Er habe Krebs! Und dieser antwortet: Wozu brauchen sie diesen?

Je nach Charakterstruktur des Betroffenen springt er ihm mit dem Allerwertesten ins Gesicht oder schleicht sich betrübt von dannen, oder es gelingt den beiden, diese vorerst absurde Frage anzugehen und zu klären, was damit gemeint ist.

Und wenn Sie meinen Ausführungen bis hierher gefolgt sind, dann werden Sie schon wissen, was jetzt kommt: Wenn ich es etwas überspitzt formuliere, es geht dem Patienten wie Perls mit Hitler: es war ein Startschuss für einen Lernprozess, der auch impliziert „Ich bin und ich werde sterben."

Vortrag im Oktober 2021 in Wien (Raiffeisen Forum)

Decades of Unexpected Life

B. Gintis

Wir trafen uns am 3. Januar 2011, vor 13 Jahren, nach einer De-novo-Diagnose von metastasiertem Brustkrebs mit Knochenmetastasen an meinem Brustbein, Schlüsselbein und an mehreren Rippen. Ich war bei Ihnen zu einer Beratung über die Möglichkeit einer palliativen Bestrahlung bei Knochenschmerzen. Sie haben etwas gesagt, das mein Leben an diesem Tag im Jahr 2011 maßgeblich beeinflusst hat. Sie haben die Vor- und Nachteile einer Strahlenbehandlung sehr klar dargelegt, Sie haben Ihre Besorgnis zum Ausdruck gebracht und so etwas gesagt wie: „Ich mache mir Sorgen, wenn wir Ihr Brustbein und Ihre Rippen mit Strahlung behandeln, um Ihre Schmerzen jetzt zu lindern. Sie könnten dadurch in 10 oder 12 Jahren möglicherweise eine Anämie entwickeln."

Wow, Sie hatten die Vision, dass ich lange genug am Leben wäre, um als Nebenwirkung der Strahlentherapie anämisch zu werden. Das war alles, was ich hören musste. Sie haben die Möglichkeit in Betracht gezogen, dass ich ein Jahrzehnt oder länger nach unserem Treffen noch am Leben sein könnte. Die meisten Menschen betrachteten mich als einen Geist oder als eine Person, die mit einem Fuß im Grab steht. Sie stellten sich mich als eine lebende Person mit einer potenziellen Zukunft vor, und Sie wollten, dass diese Vision von mir genügend Blutkörperchen hat! Ihre Vision von mir war transformativ.

Deutsche Übersetzung des Beispiels von Bonnie Gintis auf S. 45 (veröffentlicht auf ihrem Blog "Decades of Unexpected Life" im Januar 2024).

Literatur

Antonovsky A, Franke A: Salutogenese. Zur Entmystifizierung der Gesundheit. dgvt-Verlag, Tübingen 1997

Bahne Bahnson C in von Uexküll T: Psychosomatische Medizin, C. B. B., 685–689, Urban & Schwarzenberg, München 1981

Bilek HP, Mori H: Synoptische Psychotherapie. Facultas, Wien 2015

Bowlby J: Bindungstheorie. Reinhardt, München 2006

Bowlby J: Über das Wesen der Mutter-Kind-Bindung. Psyche 13 (1958) 415–456

Gintis, B. (Jan 2024): Possibility Eases The Challenge Of Uncertainty. https://bonniegintis.com/blog-1

Herrigel E: Zen in der Kunst des Bogenschießens. Barth, Lüdinghausen 2010

Kohuts H: Die Heilung des Selbst. Suhrkamp, Frankfurt 1981

Laing RD: Knoten. Rowohlt, Hamburg 1987
LeShan L: Psychotherapie gegen den Krebs. Klett-Cotta, Berlin 1976
Linemayr G: Von der Lebensmelodie Le Shan's zum Autonomiekonzept. Jahrbuch der Psychoonkologie, 117–130 (3015, Volume 1995)
Mitscherlich A: Krankheit als Konflikt. 5. Auflage, Edition Suhrkamp, Frankfurt 1970
Perls F: Gestalttherapie in Aktion. Klett-Cotta, Berlin 2018
Simonton OC: Wieder gesund werden. Rowohlt, Hamburg 2001
Watzlawick P: Vom Schlechten des Guten: oder Hekates Lösungen. Piper, München 1991